大展好書　好書大展
品嘗好書　冠群可期

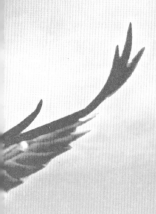

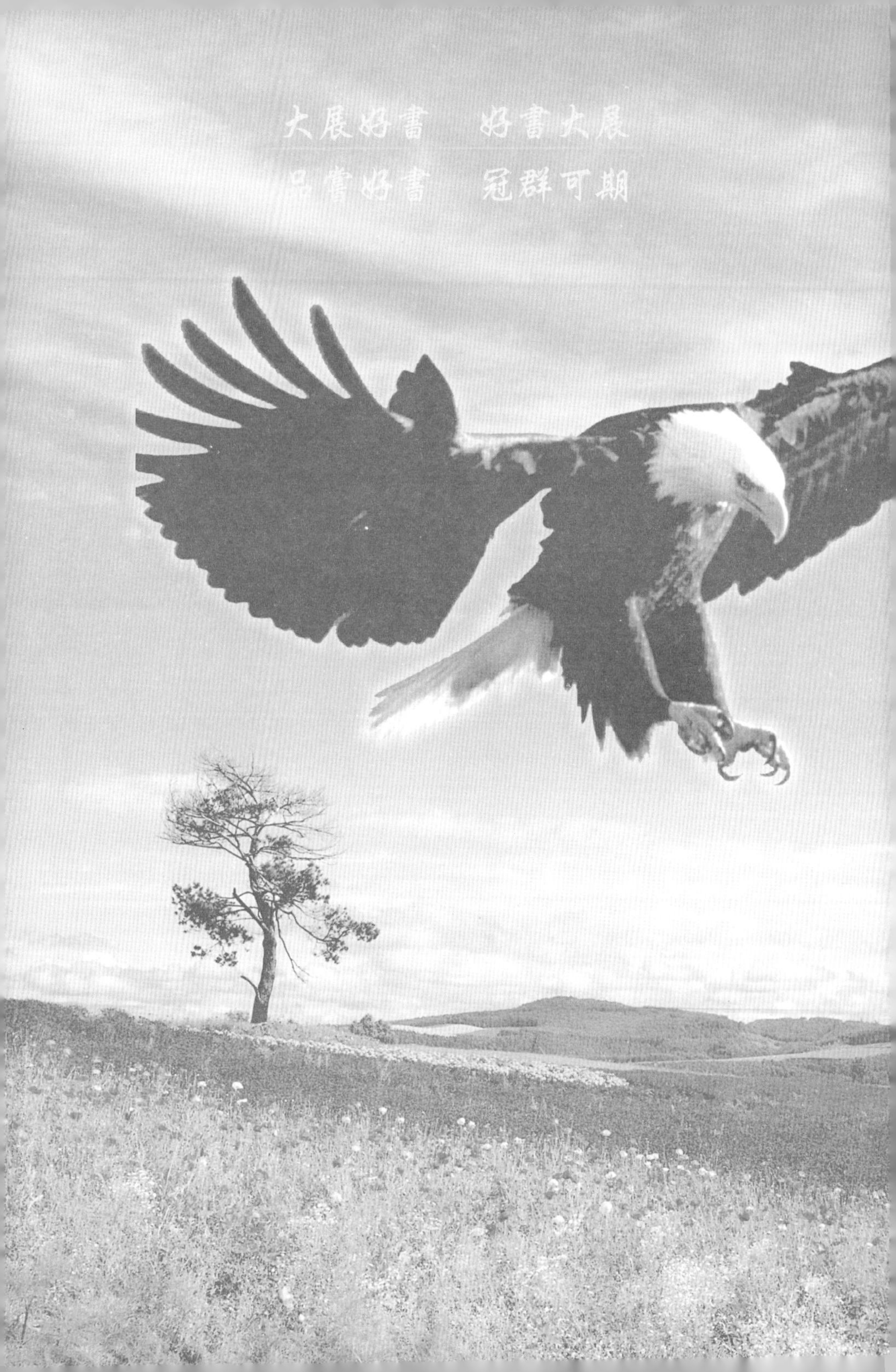
大展好書　好書大展
品嘗好書　冠群可期

元氣系列 23

石榴的驚人神效

岡本順子
岡本浩一／著
杜秀卿／譯

大展出版社有限公司

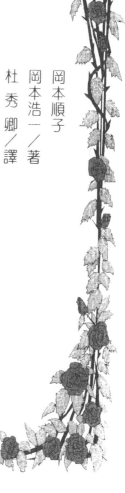

前言

聽到石榴，大多會聯想到什麼呢？有的人會想起那個表面有顆粒、無骨的東西，有的人則想像擠在一起的紅色小果實。

但是，很多人一聽到石榴，口中不禁產生唾液，認為這一定是很酸的東西。

「哇！真酸。」

石榴的果實吃起來不甜，反而予人很酸的印象。也許是因為眾人對於其酸敬而遠之，因此，最近石榴十分少見。就算有，也沒有人想去品嚐它的味道了。

的確令人感到遺憾，在現代國人的日常生活當中，石榴十分的少見，不算是我們所熟悉的水果。但是，石榴具有悠久的歷史，是在栽培期間中留下很多有趣傳說的植物。

例如，在古代，石榴被當成珍貴的果樹，是寶貴的生藥，不論東西方國家，都廣泛加以利用。

在東方，利用樹根皮或樹皮作成生藥或漢方藥來使用，在歐洲及北非等古代國家，石榴具有極高的利用價值，甚至有的人會直接去咀嚼那酸酸的石榴果實。

從西元前數世紀開始，在古希臘、埃及、波斯等許多醫藥書中，都載明石榴的效用，受人喜愛。看到這些文獻，會驚訝於古代人對於石榴的利用，很符合現代的作法，而且確實有效。

石榴原產地伊朗，現在仍然重視石榴，除了飲食生活中加以利用之外，也當成健康食品或治療藥來使用。

直到最近，我有機會能夠見到石榴原產國伊朗所製造的石榴濃縮精。這個濃縮精，比我們記憶中的石榴的紅色具有更深的顏色。

用冰水稀釋濃縮精來飲用，口味酸中帶甜，容易喝，非常的美味，與以前記憶中那種酸溜溜的石榴截然不同，十分的甘甜，沒有苦澀感。很多人飲用之後，都讚不絕口。

本書將介紹石榴的諸多效用，同時介紹迅速將石榴當成健康或藥用植物的實際活用具體方法，以及與石榴有關的許多周邊知識。

希望讀者能夠藉由閱讀本書而了解石榴的效用，同時改變日常的飲食生活，得到健康。

最後，對於協助本書出版的各界人士，衷心表示感謝之意。

岡本順子
岡本浩一

目錄

第一章　自古以來備受重視的石榴

第二章　目前已知的石榴的神奇力量

第三章　石榴對於各種症狀的超群效果

第四章　石榴中含量較多的女性荷爾蒙

第五章　石榴雜學

第六章　石榴食譜

第一章 自古以來備受重視的石榴

⊙古希臘、埃及、波斯的妙藥「石榴」

石榴予人很酸、難吃的印象。事實上，自古以來，石榴就是廣泛被利用的果實。

這是因為從現代醫學、生理學、藥理學、生化學等各方面來看，石榴隱藏著生物複雜，神奇的作用。石榴在普里尼斯的『博物誌』、中國三千年的醫藥誌，以及印度的『阿尤爾威達』中都有記載。其中所含的有效成分，能改善各種疾病。

古希臘的許多醫學書都記載石榴的效能。醫學之父希波克拉提斯（西元前四～五世紀）的醫學書中，以及哲學家迪夫拉斯特斯（西元前三～四世紀）的醫學書中，都有介紹石榴的效用。

此外，埃及的醫學書及中國的漢方書、印度最古老的醫學書『阿尤爾

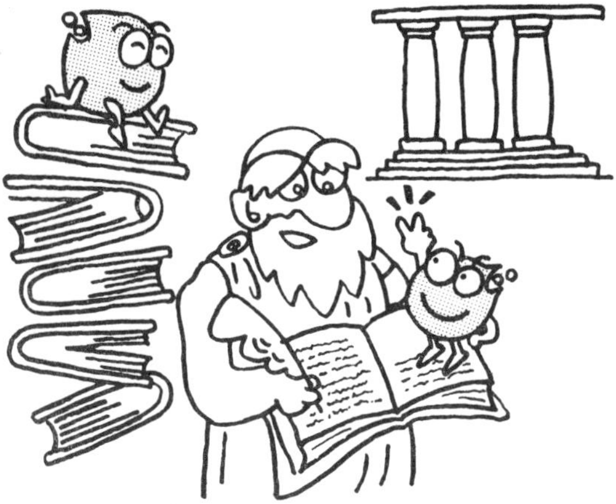

威達』中，都記載其效果。

自古以來，石榴就被當成萬能藥、秘傳藥，備受矚目。

其中最引人矚目的，就是普里尼斯（一世紀）的『博物誌』中關於石榴的記載，稍後會為各位詳加說明。其中敘述了石榴樹木的種類、分布、栽培法，以及各種石榴的效能。

石榴鮮紅，美麗的顏色，酸甜、爽口的味道，使其在古埃及、希臘、波斯都受人喜愛。在日常生活中，食用石榴，促進健康。

⊙普里尼斯的『博物誌』與石榴

普里尼斯是古羅馬傑出的寫作家、博物學者、自然學者、法律家、辯論家，同時也是身為將官級的人物。

他鮮明記錄自然永遠營運的書籍，就是如百科全書般的偉大著作——『博物誌』。

在這本『博物誌』中，有很多關於石榴的記載。

例如，石榴花稱為巴勞斯提姆，用來將布染成深紅。未成熟的果實皮或酸酸的石榴皮，用來揉製皮革。這與日本的磨鏡（後述）的功夫非常類似。此外，石榴製成的水果酒，稱為洛提斯，頗受人歡迎。

果實的皮或種子當成藥物用物質，廣泛使用。在此為各位介紹代表性的使用法。

①驅除寄生蟲……石榴種子和香菜種子一起放入橄欖油中來飲用。

②止瀉……烤過的石榴果實碾碎後飲用，也可以當成健康劑來使用。

③石榴汁混合薄荷飲用，能夠止嘔吐與打嗝。

④石榴皮用杏仁油煎，能夠去除耳內的蟲，對於重聽、耳鳴、化膿等耳疾有效。同時也能夠消除頭痛、眼痛。

⑤剝皮並磨碎果實，與番紅花或蜂蜜等混合（稱為斯達馬提開，希臘文是口的意思），對於口、鼻、耳、翼狀片（指甲周圍的發炎），性器等所有的潰瘍有效。

⑥大量磨碎酸的石榴，取汁，調成如蜂蜜般的濃度，可治療男性性器或肛門的疾病，以及出現在手部的紅斑點。

⑦和蕈類乳液一起煮成汁，可以塗抹在臀部周圍，治療潰瘍。和莢豆一起煮的汁，則塗抹在口、生殖器官、肛門周邊。

⑧果實的皮放入月桂油中溫熱後塗抹，能夠治療肌肉麻痺、痙攣、坐

骨神經痛、瘀青、頭痛、慢性粘膜炎。此外，利用葡萄酒煮過之後，能夠治療凍傷。

⑨和無花果一起煮，能夠治療翼狀片。

另外，剛開花如花蕾特別稱為糾提奴斯，用來治療眼睛。這種糾提奴斯，除了眼睛以外，也能夠抑制腫物的增殖，治療牙齦或牙齒的鬆動。

此外，不斷擴散的皮膚的潰瘍或所有的化膿性潰瘍，都可以用它來加以治療。喝了以後，能夠治療生理不順、口、扁桃腺、腭垂、性器等的潰瘍。

關於糾提奴斯的記述，包括「糾提奴斯中有一些小花，古人經由調查，發現這個花對於蠍子具有解毒作用」、「古人將糾提奴斯乾燥、揉碎，再經由調查，發現揉碎的粉末，能夠解救血性不痢的患者，是有止瀉的效果。」

在『博物誌』中，也記載了石榴的貯存法，可見得當時的人十分喜愛石榴。

⊙迪歐斯克里弟斯的『藥物誌』與石榴

和普里尼斯同時期住在羅馬帝國的一位博學多聞的人，是出生於位在小亞細亞東南部、面對地中海的古代國家土耳其，他就是迪歐斯克里弟斯。

迪歐斯克里弟斯是一位哲學家兼軍醫，曾服侍尼洛大帝及威斯帕西亞奴斯大帝。在這期間，到各地旅行，得到許多有關植物學，藥物學的廣泛知識，而完成了『藥物誌』的偉大著作。

與普里尼斯的『博物誌』有些重複的部分，但是在此還是簡單地來探討一下它的內容。

①石榴稱為Ｒｈｏａ，不論是哪一種石榴，都非常美味，對胃很有幫

助。

②甜味越強者越好。味道酸的石榴，能夠治療胃灼熱，具有收斂作用、利尿作用；而類似葡萄酒的石榴，味道則介乎酸與甜之間。

③酸的品種，其種子接受日照乾燥之後，撒在肉上一起煮，能夠止瀉，調節胃液的分泌。此外，喝了用雨水浸泡的石榴，能夠治療吐血，使用於坐浴時，能夠治療血性下痢及分娩的白帶。

④擦碎的種子分泌出的汁煮過之後，混合蜂蜜，能夠治療口腔、生殖器官、肛門所形成的潰瘍，以及指甲的翼狀片、侵蝕性惡性潰瘍、耳痛、鼻孔的疾病。

⑤煎汁能使出血性的傷口癒合，對於脆弱的牙齦或鬆動的牙齒有效，可當成漱口劑。當成敷劑使用的話，能夠治療骨折。

⑥服用三朵大花的人，該年都不會罹患任何的眼疾。

⑦西迪亞（石榴樹皮的特別稱呼）具有收斂作用，能夠驅除絛蟲。

此外，這個時代有很多人喜歡喝石榴酒，並寫下其作法。方法大致是將熟的石榴榨汁，保存榨汁，或煮到剩下三分之二為止再加以保存。在發燒且併發脫水症狀及下痢時可以喝。此外，也可以當成健胃劑或利尿劑來使用。

⊙印度的醫學書『阿尤爾威達』與石榴

印度最古老的醫學書『阿尤爾威達』中，也有介紹石榴這種植物。『阿尤爾威達』是由三部古典所構成的。包括代表西北印度的『恰拉卡桑希塔』（六世紀時），代表印度中東部的『斯休爾塔桑希塔』（西元前數世紀或後世改編而成），以及將此兩者有體系加以挑選的『阿休唐加桑希塔』（七世紀）。

『阿尤爾威達』中，將石榴稱為達迪馬。其中關於石榴有如下的敘述：

①對所有的人而言，石榴是適合保健的食品，能夠幫助消化，增進食慾，使精神爽快。

②具有利尿作用。

③浸泡在檸檬汁中，作成藥丸，每天早上服用一粒，能夠治療咳嗽、呼吸困難、腹部腺瘤、腹水、心臟病、肋膜或膀胱的劇痛、脾臟病、痔瘡等。

④當成點眼劑使用，能夠化膿。此外，也可以用來嗽口。

⑤混合甘草、桂皮、檸檬等十種以上的植物，塗抹於熱病患者的頭部，能夠奏效。這個塗藥，能夠去除頭痛、昏倒、嘔吐、打嗝、發抖等熱病患者的其他症狀。

⑥從預產期的二個月前開始，服用石榴與少量的岩鹽，能夠安產。

另外，石榴及二十三種植物混合而成的「吉效酥」這種最高級的藥物，能夠治療慢性熱病、氣喘、腹部腺瘤、精神失常、化學中毒。對於陰痿者、不孕症患者而言，是最優良的受精藥。此外，也是健腦、明目、長壽藥。

如果將吉效酥和金或寶石共煮，就稱為「大吉效酥」，最為珍貴，是治療一切熱病的珍貴藥物，備受重視。書上說：「看到此物，接觸此物，就能夠袪除一切疾病，得到幸福，利用此酥，使人成為一切生類中的無敵者，去皺紋、白髮，此世可保有三百歲的壽命。」

把石榴當成「長生不老」的藥物。

⊙出現在中國及日本古書中的石榴

昔日，中國醫藥書記載石榴的葉子、花、果實、根全都可以廣泛用來治療各種疾病，由此可知，石榴是有效、珍貴的植物。

現在漢方藥中卻缺乏此藥，很少利用其作為漢方處方。日本在戰後也只不過將果實的樹根皮、樹皮當成驅蟲藥來使用罷了。

中國醫藥學中，對於石榴的有用性在昔日就已經介紹到日本。而石榴本身在日本平安時代就已經基於藥用目的而由中國傳入。探討其效用的古書很多，例如『日用本草』（『食物本草』）、『本草蒙筌』、『本草綱目拔粹』等。

第二章

目前已知的石榴的神奇力量

⊙能夠治療一切疾病的萬能藥

石榴對於各種疾病，都能夠發揮神奇的效用。到底效用為何，以下我們就來探討。

例如，雖然石榴是植物，卻含有會對人類生命根源發揮作用的性荷爾蒙，同時，具有殺菌作用，能夠消滅腳癬菌，並且消除肩膀痠痛，效果廣泛。

如此萬能的石榴，絕對不可忽視它的效果。石榴不僅能夠維持健康，同時也能夠預防老化。此外，也有如家庭的常備藥，能夠緩和病情或受傷的症狀，必須要多加利用。事實上，石榴也可以用來預防貧血，恢復病後的體力或治療生病時的孱弱。此外，也能夠補給健康人營養，提升體力，創造健康的身體，平常要養成習慣，多加利用。

現代，由於複雜的人際關係和生活環境等，成為壓力積存的社會，因此造成潰瘍的發生。總之，對於身體造成負面影響的事情不勝枚舉。不得不生存於充滿壓力的現代社會中的我們，活用石榴的有效成分，保護身體免於壓力、疾病，創造健康、幸福的人生，才是明智之舉。

第一步，先為各位介紹石榴的效用。

- 當成健康保健藥使用的效能……增進食慾、恢復體力、強壯、強肝、防止口渴、防止宿醉等。
- 齒科領域……牙床出血的止血、牙痛、齒肉炎、牙周病、蛀牙。
- 眼科領域……眼睛發癢、瞼腺炎。
- 耳鼻喉科領域……鼻血的止血、中耳炎、喉嚨痛、止咳、咽頭炎、喉頭炎、扁桃腺炎。
- 皮膚科領域……燒燙傷、香港腳、頑癬、腳皸裂、皮膚發癢、其他的皮膚病、陰部與肛門的濕疹。

•整形外科領域……肩膀痠痛、撞傷、骨折、筋骨痛、足腰的肌肉麻痺、四肢無力。
•外科領域……手指出血的止血、痔瘡、外傷感染。
•內科領域……止嘔心、偏頭痛、貧血、健胃、整腸作用、止下痢、驅除寄生蟲、各種感染症、抗菌、抗病毒作用。
•泌尿科領域……利尿作用、糖尿病、防止早洩。
•婦科領域……女性性器出血、白帶、月經不順。
此外，對於消化器官的癌或子宮頸癌，也能展現效果。
這些效能是從古希臘、埃及、羅馬及中國的醫藥學，或原產地的伊朗所發現的石榴利用法，還有在日本的民間藥使用法等多方面的資料所得知的事實。
為什麼對這些疾病有效呢?理由稍後會為各位探討。總之，石榴是具有多種效能的現代萬能藥。

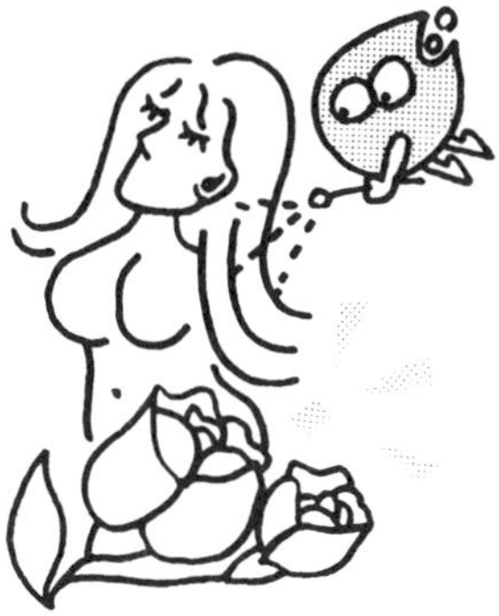

補充性荷爾蒙

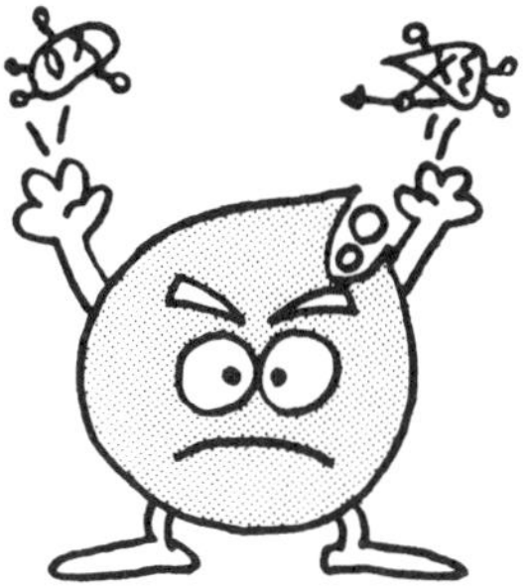

殺菌效果

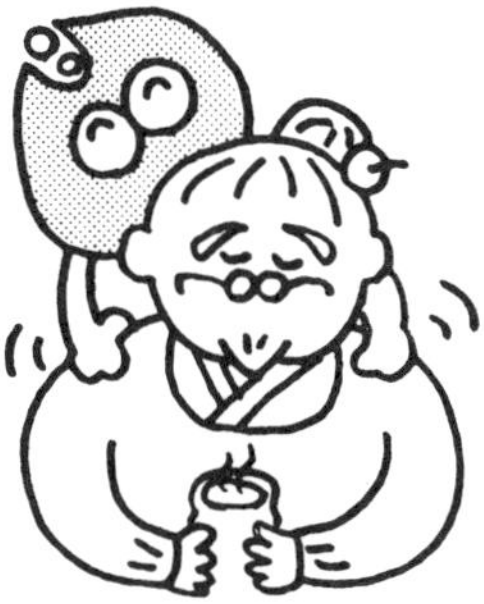

消除肩膀痠痛

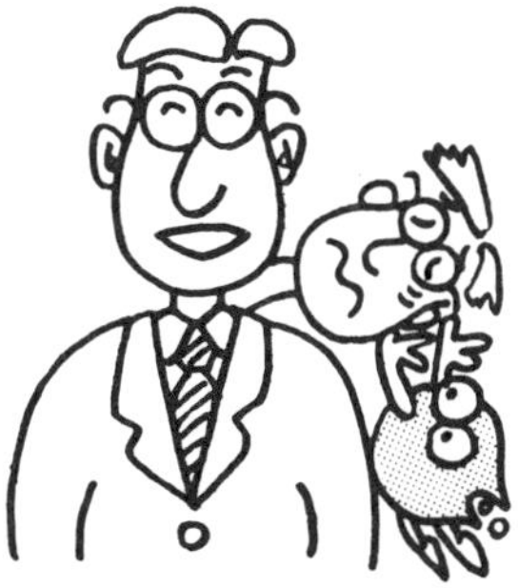

消除疲勞

對所有疾病都能發揮效果

⊙在伊朗的主要食物

石榴從古代開始就在日常生活中被廣泛地利用，就好像人類生活中的「萬寶槌」一般。現在將石榴納入日常生活中有效加以利用的國家，就是石榴的原產地——伊朗。

伊朗產的石榴，果實直徑為十五～十六公分，非常的大，平均重量為二〇〇～五〇〇公克。最大者甚至重達一公斤以上。果皮薄，可食部較多，為其優點。果實顏色為美麗的酒紅色，味道很甜，具有適度的酸味。

日本產的石榴，比伊朗所產的石榴來得小，直徑七～八公分，重量一〇〇～一五〇公克。可食部分，伊朗所產的為七七%，日本產的則為四四%。

在能夠採收到這個甜果實的時期，為了促進消化，飯後當成甜點經常食用，或煎煮葉子當成紅茶來喝，都有助於健康。其次，石榴擠汁當成濃縮精保存，可以整年食用。

伊朗人認為，石榴的效果包括：

①抑制口渴。

②健胃，具有滋養強壯的效果。

③強化肝臟、膽囊的功能。

④淨化血液。

⑤預防糖尿病、高血壓、高脂血症。

⑥抑制發燒中的惡寒、發抖。

⑦抑制懷孕中的異常嗜好。

⑧使肌膚白皙透明。

總之，飲用石榴精，對於健康、美容均有幫助。另外——

①萃取劑混合葡萄酒作成濕布藥，可以去除身體的浮腫。

②直接塗抹於手指的傷口處，可以止血，或直接塗抹於指甲生長處的傷口上。

③稀釋的萃取劑可以用來嗽口，鞏固牙齦，防止牙齦出血，當成外用藥來使用。

在伊朗，石榴已經與人民有密不可分的關係。

⊙淨化血液

在伊朗，石榴被認為是能夠淨化污濁血液的果實。從石榴效能的原點來推敲，的確可以發現石榴具有廣泛的作用。

在伊朗，所謂波斯醫學，和阿拉伯醫學同樣的，是從西元前五世紀的安培德克雷斯（西元前四九〇～西元前四三〇年左右）以及希波克拉提斯（西元前四六〇～西元前三七五年左右）所創立的希臘醫學為開端。

根據希臘醫學的理論，生命四元素是黑膽汁、黃膽汁、血液、粘液，唯有四元素保持均衡，才能夠維持健康。亦即疾病是因為血液的老舊、污濁造成的。

因此，在以前有故意在腳的小腿肚弄出傷口讓老舊的血液流出之習慣。在回教的祭日舉行這種儀式，當成一種風俗習慣。這個想法認為流掉老舊的血可以避災，在體內製造新鮮的血液，能夠提升自然治癒力。到現在，這個概念仍然根深蒂固地殘存在伊朗人的心目中。所以，伊朗人對於捐血的態度也相當的積極。

另一方面，中國醫學也認為老舊、污濁的血會成災、生病。這個概念的基本，就是認為人體生理活動的基本物質乃是氣、血、津液。

氣，是指身體各系統器官的生理機能。血，基本上是指血液及血液所具有的滋養作用。津液，是指在體內各處的正常水分和體液。

氣、血停滯而無法充分流通時，會產生疼痛；調和時，就不會產生疼痛，同時能夠去除疼痛。

⊙可當飯吃的石榴

自古以來，石榴就被當成食品、滋養強壯藥，廣泛地被使用。在此我們來探討一下石榴的成分。

看表即可知道，石榴的特徵，就是具有強大的熱量。

有三大營養之稱的醣類、蛋白質、脂質，當成食物被攝入體內，在細胞內氧化燃燒成為熱量。因此，這三大營養素，全都有「熱量素」之稱。

我們人體一旦沒有熱量，就無法保持體溫，製造新的細胞。不僅如此，心臟與肌肉也無法順利地活動。

這些熱量素——醣類、蛋白質、脂質在體內燃燒時，到底能夠產生多少熱呢？只要將營養素一公克放入熱量計中，一邊補給氧，一邊使其燃燒

各種果實的成分（相當於可食部分100g）

成份／熱量 水果	熱量	水分	蛋白質	脂質	碳水化合物 醣類	碳水化合物 纖維	灰分	無機質 鈣質	無機質 磷	無機質 鐵	無機質 鈉	無機質 鉀	維他命 A 視黃醇	維他命 A 胡蘿蔔素	維他命 A A	維他命 B1	維他命 B2	維他命 煙酸	維他命 C
單位	kcal	(g)						(mg)					(μg)		IU	(mg)			
石榴	67	81.1	0.6	0.2	16.8	0.8	0.5	8	15	0.1	1	250	0	0	0	0.03	0.03	0.3	10
無花果	43	87.7	0.6	0.1	10.4	0.7	0.5	26	16	0.3	2	170	0	12	φ	0.03	0.03	0.2	2
木瓜	55	84.6	0.3	0.1	13.4	1.3	0.3	7	10	0.2	1	160	0	32	18	0.01	0.02	0.2	20
琵琶	43	87.7	0.3	0.1	11.2	0.3	0.4	13	9	0.1	1	160	0	720	400	0.02	0.03	0.2	5
柿子	60	83.1	0.4	0.2	15.5	0.4	0.4	9	14	0.2	1	170	0	120	65	0.03	0.02	0.3	70
梨子	40	88.6	0.3	0.1	10.1	0.6	0.3	3	11	0.1	2	140	0	0	0	0.03	0.01	0.2	3
夏橙	38	89.5	0.8	0.3	8.8	0.2	0.4	16	18	0.1	1	180	0	10	φ	0.06	0.03	0.2	40
蘋果	50	85.8	0.2	0.2	13.1	0.5	0.3	3	18	0.1	1	110	0	11	φ	0.01	0.01	0.1	3
桃子	37	89.3	0.6	0.1	9.2	0.4	0.4	4	14	0.2	1	170	0	10	φ	0.01	0.02	0.5	10
杏仁	33	90.9	1.0	0.3	7.1	0.3	0.4	9	15	0.3	2	200	0	1000	560	0.02	0.02	0.3	3
李子	46	88.2	0.6	1.0	9.6	0.2	0.4	5	14	0.2	1	150	0	48	27	0.82	0.02	0.3	4
奇異果	56	84.1	1.0	0.4	12.5	1.3	0.7	27	26	0.3	2	320	0	65	36	0	0.03	0.3	80

根據科學技術廳資源調查會的資料（一九九六年）。φ的意思不是0，但是指少量。

，就可以計算所產生的熱量了。

因此，三大營養素的熱量如下：

醣類　一公克　四・一大卡

蛋白質　一公克　五・六大卡

（但是在體力燃燒時則為四・一大卡）

脂質　一公克　九・三大卡

一大卡的單位，是指能夠使一公升的水升高一度時所需要的熱量。

醣類在三大營養素之中，是最容易燃燒的物質。亦即是最容易成為熱量的物質。

石榴中含有很多的醣類，可食部一〇〇公克中，含有一六・八公克的醣類。換言之，石榴的可食部中將近二成都是醣類。

如表所示，一公克的醣類以四大卡的熱量來計算時，則熱量值為四×一六・八＝六七・二，如果連蛋白質，脂質都能夠正確計算的話，就更能夠增加熱量了。我們來看一下簡單的算術公式：

4.1×16.8＋4.1×0.6＋9.3×0.2＝73.2

亦即食用一〇〇公克的石榴，能夠攝取到七三・二大卡的熱量。

附帶一提，精白米一〇〇公克為一四八大卡，就相當於吃了半碗飯的熱量。

這個分析所使用的石榴，是日本產的酸石榴。即使是這種石榴，就具有很多的熱量，更何況在古代旅行所攜帶的甜石榴，當然可用來裹腹了。

⊙石榴中所含的醣類是何物？

醣類有各種不同的種類。醣類是由碳、氫、氧三者所構成的化合物。大部分是氫和氧以二比一的比例構成的，因此稱為碳水化合物或含水碳。

醣類可以分為「單糖類」、「雙糖類」、「多糖類」。單糖類是由一種糖所構成，是六個碳、十二個氫、六個氧結合而成。雙糖類則是由兩個糖聚集而成。由許多種糖聚集而成的，就是多糖類。

主要代表物質如下：

單糖類……葡萄糖
　　果糖
　　半乳糖
雙糖類……蔗糖（葡萄糖＋果糖）
　　麥芽糖（葡萄糖＋葡萄糖）
　　乳糖（葡萄糖＋半乳糖）
多糖類……澱粉
　　糖原
　　纖維素
　　菊粉

到底石榴中含有多少糖呢？

以義大利的石榴果汁為例，一〇〇毫升的石榴果汁中，含有葡萄糖七．二公克、果糖七．九公克、蔗糖一．〇公克以下。總醣類合計一六．一公克。附帶一提，日本產石榴的總醣類為一六．八公克，因此大致相同。

葡萄糖是單糖類的代表，是廣泛分布於植物界、動物界的天然物質之一。在植物中呈遊離狀態，含有許多果汁，是當成熱量源的重要糖。

此外，石榴中也含有很多的菊粉。菊粉是由果糖構成的多糖類，和澱粉同樣的，具有儲藏物質的作用。加水分解之後，除了果類以外，能夠產生六％的葡萄糖。比例大致是果糖三三分子，葡萄糖二分子。

在石榴中還含有雖然不是糖，卻是由糖合成的物質。包括：

．糖乙醇

單糖類的乙醛基，以及酮基還原後的氫氧基。

．山梨醇

大量含於日本花楸的果實中。由於葡萄糖的還原而生成，藉著自然附著的細菌氧化的山梨醇，成為製造維他命C的原料。

山梨醇的甘味比葡萄糖略遜一籌，適合當成糖尿病患者降低血糖值時的糖分補給品，以及當成減肥食品的甘味料來使用。

・甘露醇

多半含於海藻中，昆布中也含有一〇％。是在植物界中分布最廣的糖乙醇。

⊙維持精神機能的重要氨基酸

植物中石榴的蛋白質含量並不多。蛋白質是由許多的氨基酸相連而成的。元素與醣類同樣的，除了碳、氫、氧之外，也含有氮和硫。

氨基酸中有些是屬於必須氨基酸，亦即構成身體細胞的成分，維持生理機能不可或缺的物質，因為在體內無法製造，故必須由體外攝取。

石榴中所含的氨基酸，幾乎都是必須氨基酸，例如谷氨酸、天門冬氨酸。此外，也含有不是必須氨基酸的脯氨酸。

谷氨酸與天門冬氨酸在腦內負責將興奮從一個神經細胞傳達到下一個神經細胞，專門術語稱為興奮性神經傳達物質。如果沒有這個物質，就無法完全進行腦的情報傳達，使腦的機能停滯。

自古以來，據說石榴有防止宿醉、鎮痛作用、鎮靜作用等。當然，這些都當成維持精神機能的目的而加以利用。

⊙鉀含量較多的石榴

石榴中所含的無機質以鉀為多，其他的則與別的果實大致相同（參閱37頁表）。

鉀是組織細胞內含量較多的無機離子，是維持生命不可或缺的物質。尤其對於神經細胞、肌肉的興奮性之調節而言，是非常重要的離子。

雖然重要，但是在體內的鉀量容易產生變動。不攝取食物，或是出現下痢、嘔吐現象時，體內的鉀就會減少。

一旦鉀減少，肌肉就會變得無力，出現肌無力狀態，或引起意識障礙，同時，也會影響心臟機能，後果不堪設想。

自古以來，將石榴當成瀉藥物來使用，不單能夠抑制胃腸的運動，同時也能幫助病後鉀的補給。

⊙石榴中的維他命類

很遺憾的是，石榴中不含維他命A。當然，依品種的不同，有些也許含有一些。而一公斤的石榴中，總類胡蘿蔔素（胡蘿蔔素的總稱）的含量只有〇·一六毫克。

石榴中所含的維他命B_1、B_2、C和煙酸都是水溶性的。

維他命B_1又被叫做抗神經炎性維他命，是為了獲得熱量的糖代謝經路的輔霉。它是醣類代謝不可或缺的營養素，尤其大量攝取醣類時更是需要。此外，也會對於神經產生直接作用。

缺乏維他命B_1時，會產生食慾不振、疲勞、體重減輕的症狀，而缺乏症當中最著名的就是腳氣。米的胚芽中含有較多維他命B_1，而經常食用精米的國人就容易出現這種疾病，不過隨著飲食生活的發達，現在可以從其他食物中攝取到，所以腳氣的症狀減少了。

維他命B_2則是成為促進因子，含有黃色色素，是酵素系列的輔霉。

缺乏維他命B_2時，會出現粘膜、皮膚等特有的症狀，還有食慾不振、嘔心、口唇症、口內炎、舌炎、鼻尖炎、咽喉發炎或浮腫、眼睛充血、角膜炎、皮膚乾燥或脂漏性皮膚炎、貧血等。嬰幼兒會引起痙攣等神經障礙。

一般而言，國人容易缺乏維他命B_2。

煙酸也稱為尼古丁酸，在生物體內的氧化還原反應中具有輔霉的作用。一旦欠缺會罹患糙皮病，因此有抗糙皮病因子之稱。

發紅、水疱等皮膚炎、皮膚的角質化、色素沈著、舌頭發紅疼痛、慢性下痢、中樞神經症狀方面的頭痛、失眠、頭昏眼花、記憶障礙等都會出現，甚至出現神經錯亂的發瘋現象。

維他命C稱為抗壞血酸，在體內是氨基酸代謝所需要的物質。此外，對於生物體內的氧化還原反應也會發揮作用。人類、猴子、豚鼠等生物體內不具有合成維他命C的能力，但是其他動物都具有這種合成能力。

缺乏維他命C會引起的疾病，包括微血管脆弱、容易出血的壞血病，此病以英國海軍較多見。這是因為長時間航海，甚少機會攝食新鮮的水果和蔬菜所致。

維他命C除了壞血病，還可以減少牙周病、貧血、食慾不振、色素沈著，當成綜合維他命劑使用。最近，維他命C的抗貧血作用和抗癌作用受到矚目。

⊙石榴中其他的有效成分

◆類固醇荷爾蒙

類固醇荷爾蒙是指在化學構造中具有稱為類固醇骨骼的構造之荷爾蒙總稱。石榴中含有雌甾酮與雌甾二醇，此與人類卵巢所分泌的女性荷爾蒙相同。

植物界中，以石榴所含有的量最多。這些是從膽固醇或β谷甾醇，經由孕甾烯醇酮而製造出來的（關於女性荷爾蒙在第四章會有詳述）。

・β谷甾醇

和膽固醇屬於同類，植物界中廣泛分佈著β谷甾醇，以種子和葉子含量較多。一般都與其他甾醇混在一起，很難得到純品。

除了石榴之外，在小麥胚芽油、玉米油、大豆、絲瓜油、黑麥油、綿籽油中含量較多。

一般而言，植物性甾醇是當作製造治療用的類固醇荷爾蒙的材料，而谷甾醇也當成男性荷爾蒙雄甾酮的合成材料來使用。

◆生物鹼

生物鹼是指含氮植物成分的總稱。石榴中主要含有石榴皮鹼和異石榴皮鹼，兩者亦可合稱「石榴皮鹼」。石榴學名 Punica granatum，而石榴皮鹼則叫做 Punicine。

通常與丹寧結合，形成丹寧酸石榴皮鹼的形態存在於石榴中。

利用兔子做實驗，靜脈注射的致死量，體重一公斤為四十毫克。

具有強烈的驅蟲作用，現在當成貓的驅蟲藥來利用。此外，具有使組織、血管收縮的力量，亦即有收斂作用。

還含有假石榴皮鹼、甲基石榴皮鹼、甲基異石榴皮鹼等，這些都是石榴皮鹼的誘導體，在植物內合成石榴皮鹼時的副產物，並無特別作用。

◆丹 寧

是總稱為丹寧類的植物成分，含有各種成分，不是單一的化合物。是多價的酚，也就是酚基（指與苯核結合的氫氧基）兩個以上結合而成的總稱。

丹寧大致分為可以加水分解的鄰苯三酚丹寧，以及不能加水分解的兒茶酚丹寧。石榴中所含的丹寧是可以加水分解的鄰苯三酚丹寧，經由加水分解會產生六〇%左右的鞣花酸。

丹寧的分佈非常廣泛，大都存在於植物的木部、樹皮、葉、果實、根，尤其是叫做「蟲瘤」的膨脹部位含量較多。

具有收斂性及使蛋白質沈澱的作用。此外，和鐵等離子結合時，能夠製造出黑色的化合物。

利用蛋白質變性作用，含有丹寧的生藥用來揉皮，或當成藥用物質、煎劑，用來治療口內炎或胃腸粘膜炎。這是因為粘膜的發炎部位與丹寧結合，具有收斂作用。

以下所敘述的不是丹寧，但是與丹寧結合而存在的物質，在此一起做個說明。

·鞣花酸

丹寧加水分解所形成的物質，雖然是酸卻含有酚。石榴中所含的丹寧加水分解之後，會產生六〇％左右的鞣花酸。核桃、櫝如果、藍桉中的含量也很多。

根據觀察，發現具有鎮靜作用、抗痙攣作用、抑制運動機能、延長使用安眠藥的睡眠時間。在古希臘和印度，認為石榴可當作鎮靜劑，同時能

石榴中所含的主要成及其作用

	成　　分	作　　用	缺乏症與效用
醣類	葡萄糖	最重要的熱量源	補給熱量
	果糖 蔗糖 菊粉	熱量源	補給熱量
氨基酸	谷氨酸 天門冬氨酸	體組織細胞的構成要素、神經傳達物質、精神機能的維持作用	精神機能障礙
礦物質	鉀	神經細胞或肌肉的興奮性調節作用	肌肉無力狀態、 意識障礙 心機能障礙
維他命類	維他命 B_1	抗神經炎因子	腳氣、食慾不振、疲勞、體重減輕
	維他命 B_2	粘膜、皮膚保護作用	粘膜炎或皮膚炎（舌炎、口唇炎、口內炎、角膜炎、皮膚乾燥等）
	煙酸(尼古丁酸)	抗糙皮病因子	糙皮病 （發紅、水泡、皮膚角質化、色素沈著、舌頭發紅、慢性下痢） 中樞神經症狀 （頭痛、失眠、頭昏眼花）
	維他命 C	血管壁保護作用、抗貧血作用、抗癌作用	壞血病、貧血
丹寧類	丹寧（鞣酸）	收斂作用、止血作用、抗菌及抗病毒作用、消炎作用	急慢性下痢、止血、口內炎、咽頭炎、喉頭炎、扁桃腺炎、牙周病、香港腳治療、痔瘡治療
	鞣花酸	鎮靜作用、精神安定作用、抗痙攣作用、血液凝固促進作用、利尿作用、碳酸脫氫 酵素阻礙作用、抗癌作用	不安症、失眠、宿醉、止血、利尿、痛風、青光眼、預防癌、預防愛滋病
石榴皮鹼類	石榴皮鹼 異石榴皮鹼	驅蟲作用、收斂作用	驅除絛蟲
酸	酒石酸	降血糖作用	糖尿病
	檸檬酸	酸味源	清涼飲料，孕吐時的異常嗜好
	硼酸	殺菌作用	眼、口腔、鼻腔、陰道、膀胱等的消毒

夠防止宿醉，或許就是因為鞣花酸的效果。

此外，能夠強力抑制由苯并芘代謝物或芳香族碳氫化合物所產生的致癌作用，因而成為癌的預防藥物，備受矚目。

・淡黃黴酸

鞣花酸加水分解而成的物質。在石榴中，淡黃黴酸與葡萄糖結合，形成酯狀態。

・沒食子酸

丹寧加水分解而成的物質。丹寧除了會與淡黃黴酸結合以外，也會與沒食子酸結合。

老鼠做皮下注射的致死量，體重一公斤為四公克，而人類據說會出現輕微局部刺激性，以及非常弱的全身毒性作用。

此外，可以當作貓的收斂性止血藥使用。以前是腸的收斂藥，人亦可使用。同時可以當成氧化防止劑、照片顯像劑等。

◆酸及其他成分

・酒石酸

廣泛存在於植物界，不過在葡萄的果實和葉中含量較多，因此也叫做葡萄酸。酸味多少帶點澀味，易溶於水及酒精，所以常用在飲料和點心中。最近推測它具有降低血糖值的作用。

・檸檬酸

石榴的酸味來自於它，也構成檸檬、橘子、梅子等水果的酸味。檸檬酸易溶於水，具有清爽的酸味，經常當成清涼飲料的酸味劑使用。此外，檸檬酸鈉當成血液凝固防止劑使用。

・蘋果酸

和檸檬酸一樣，形成水果的酸味，具有香甜的氣味。

・烏索酸

蘋果、梨、桃子、杏仁等果實的表面形成石蠟狀的保護物質。用來當作藥劑及食品的乳化劑。

・果膠

是植物中所含的膠狀物質，具有使細胞接著的作用。柑橘類的外皮含有三〇～五〇％，袋（內果皮）含有約二〇％，蘋果約十五％，蕪菁、胡蘿蔔等約含七％。在果實成熟時能夠促進其膠化。

吸濕性極強，做成粘料、乳化劑、保水劑，用在加工食品、果醬、果凍、橘子汁、化妝品。精製後是白色的粉末。

・甘油

是多價乙醇，亦即含有很多氫氧基的乙醇，成為脂肪油廣泛分佈於動植物界，用途很多，大量合成當作石油化學產物使用。

⊙石榴的花與葉

石榴具有廣泛的效能，而形成這些效能的成分，相信各位已經了解。至於石榴的哪些部分具有哪些成分和效果，以下就一一說明。

石榴擁有美麗的紅花，稱為石榴花、榴花、酸石榴花，與樹皮、根皮、果實一樣，含有丹寧，具有使組織收縮和乾燥的作用，因此主要是當作收斂劑使用。

石榴葉的成分有β谷甾醇、甘露醇，而葉則是由甾醇中合成孕甾烯醇酮。這是女性荷爾蒙雌激素的前階段。

⊙石榴的種子

石榴的種子淡紅色的透明部分含有許多酸甜的汁液，非常美味。擠出汁液的果汁在美國稱為石榴露，是顏色美麗的高級品。

在日本可用便宜的價格買到，但是有的只含人工著色料和香料，比起真正的石榴味相去甚遠。

石榴的種子有甜的和酸的，漢方將其命名為甜石榴、酸石榴。野生種為酸味，栽培種甜味較多，成分相同，只是酸的含有量有別。

不管是哪種種子，女性荷爾蒙的含量都很多。

甜味較強的甜石榴，又叫作甘石榴、天漿，不用在製造藥物，而是食用或做成糖漿。在古希臘，利用這種甜的石榴果實做成石榴酒，在迪歐斯克里弟斯的『藥物誌』中詳細記載其作法。

酸石榴也稱作錯石榴，自古以來當作生藥使用，主要是用於停止急性或慢性的下痢。這是藉著先前所敘述的丹寧之作用。

⊙石榴的果皮

石榴的果實表面的硬皮稱為石榴皮，也叫作石榴殼、酸石榴皮、安石榴酸實殼、酸榴皮、西榴皮、安石榴、丹若等。但是日本所說的石榴皮並不是指果皮，而是說根皮。

石榴皮在秋天果實成熟、前端破裂時採集，去除隔離種子與種子的內膜，切片後曬乾或用火烤乾。

乾燥的果皮呈不規則形狀或半圓形的片狀，厚二～三公釐，外側為暗紅色或紅褐色，表面粗糙，有白色的小突起，內側為鮮黃色或黃褐色。

質硬但脆弱，容易折斷，氣味較淡，為苦澀味，皮厚、紅褐色者為良質品。

果皮的成分中最多的就是丹寧，佔十・四～二一・三％，樹脂四・五％，沒食子酸四・○％，植物膠三・二％，糖二・七％，甘露醇一・八％，菊粉一・○％，蠟○・八％，粘液質○・六％。此外，還含有蘋果酸、果膠、草酸鈣、異槲皮苷等。

⊙石榴的根與樹皮

石榴的根與樹皮所做成的生藥叫作石榴皮，收錄於『日本藥局方』中。七～八月時採集根皮，或是伐木時分出根、幹、枝皮採集，陰乾或用低溫乾燥。

生藥呈管狀或是半彎曲的皮片，厚一～三公釐，外表呈暗灰褐色，折斷時的面呈淡黃色。幹皮越新鮮，則栓皮下的綠色越強烈。

質硬，破折面呈顆粒狀，幾乎沒有氣味，味道具收斂性，稍苦。

西元一八八四年，法國斯特拉斯巴克研究所的休洛達博士，以西洋醫學的方式研究這些有效成分，發現特別適合用來驅除寄生蟲中的絛蟲。

主要成分是生物鹼、石榴皮鹼，在植物中係以與丹寧結合的形態存在。

全含有量佔一%，但在根皮中最多（〇・六～〇・七%），幹皮次之（約〇・五%），枝皮最少。其量會隨著皮的老朽、生長度、植物的變種而產生變化。

石榴皮鹼的種類包括石榴皮鹼、異石榴皮鹼、甲基石榴皮鹼、甲基異石榴皮鹼、假石榴皮鹼等。此外，還含有丹寧（二二～二八%）、β谷甾醇、烏索酸、甘露醇〇・五%、生梨醇約一%、甘酒〇・〇五%、糖三・五六%、有機酸十九・七%等。

但是，德島的吉野川流域附近的石榴則不含有石榴皮鹼，含有大量的異石榴皮鹼。

異石榴皮鹼主要具有殺死絛蟲的作用，因此在『日本藥局方』中嚴格限制石榴皮鹼的含量。當成石榴根皮使用的話，總石榴皮鹼量為〇・四％以上，當成異物的木部或其他混有物在二％以下，灰分十五％以下。

甘露醇和山梨醇是糖乙醇類的化合物，含有量依季節而產生變化，在冬季會增加。環境溫度設定在零下十五度，保持形成霜的狀態，以測定枝皮的糖乙醇含有量的這項實驗，發現枝皮的糖分會增加為八月的二～三倍，成為全糖分的一半。

也就是說，冬季葉落之後，枝皮會增加本身的醣類，形成一種自我防衛的能力，保護免於霜害和蟲害。

⊙不可以吃太多

由此可知，石榴具有廣泛的藥理作用，但是既然能夠當作藥用，反過來說也具有毒性，對任何藥物而言都是如此。

不論是生藥或漢方藥，一般人認為完全沒有副作用，事實卻非如此。副作用也就是漢方醫學處方時的禁忌。

石榴在『名醫別錄』中記載為「會損人肺，故不可多食」，『孟詵』中則曰「多食損齒，使其黑」，『日用本草』中說「損肺氣，病人不可食用」『本草從新』中說「劇烈下痢不止，太早服用反而有害」。

石榴皮的副作用包括噁心、嘔吐、頭昏眼花、下痢等。大量使用而導致中毒時，會產生發燒、惡寒、發抖、虛脫等現象，接著出現黑內障、複視、視野狹窄等眼睛症狀。此外，也會出現局部性痙攣、肌肉衰弱、循環及呼吸器官障礙、發冷發汗引起憔悴等症狀。

石榴中尤其是果皮和根皮，會出現這些副作用和中毒作用，幾乎都是因為其中所含有的大量丹寧所造成的。因此使用石榴皮時，必須在煎劑中加入石灰水，使得丹寧沈澱除去，藉此就能免除副作用。

另一方面，石榴的果實本身所含有的丹寧，或是與石榴皮鹼等生物鹼結合的丹寧酸鹼的量甚少。不過，如果在喝果汁前能夠利用濾網等先過濾的話，就能減少丹寧酸鹼的量。

此外，雖然不是毒藥，會有一種石榴過敏的症狀，亦即舌頭表面出現血管浮腫的現象，甚至引起支氣管等痙攣的例子也是有的。

基本上，飲用石榴汁的感覺和喝橘子汁差不多，但不宜過量。如果直接吃石榴果實的話，一天最多只能吃半個。

為了維持健康而利用它的話，要把濃縮的石榴精用水、溫水、牛奶稀釋七～八倍，每天喝一杯。如果是為了緩和疾病的症狀，一天可以喝一～三杯。

即使是對身體好的食物，攝取過多或偏食對身體而言也是一種毒，所以不要光是偏重好的營養素，必須均衡攝取各種營養，才能讓營養素在體內發揮作用。

⊙可當成染料使用

能廣泛地發揮效果的石榴，還有其他的使用方法，在此為各位介紹一個例子。

石榴的果皮含有花色苷，不過根據報告，只有北美產、義大利產、西班牙產、俄羅斯產的石榴才有這種成分，而花色苷形成石榴果皮的紅黑色。

含有花色苷的石榴果皮可當成染料使用。

聽到花色苷，大家比較熟悉的就是紅葉。紅葉的紅色就是花色苷在樹木中所形成的美麗顏色。

不只是石榴，像花或果實的紅色、青色、黃色、紫色等都是由花色苷色素或其他類似的化合物所造成的。

花色苷和同樣是植物色素的類胡蘿蔔素（胡蘿蔔素同類的總稱）不同

，是水溶性的，在植物內存在於細胞質和液胞內。

以化學方式和糖結合的配糖體，加水分解之後釋出糖，就形成配基。配基中含有青紫素、花葵素、翠雀素三種，依比例不同，顏色會改變。

含有量依產地不同而有差異，即使是同樣的物質，也會因土壤的酸性度不同而產生變化。

在中國，以前把石榴當作染白髮的染髮劑使用，這是因為石榴中所含的鞣酸的作用能使毛髮變黑，可能是花色苷的染色效果，以及花色苷對顏色的調節所產生的影響。

這幾年來，土色非常流行，而最近以主婦層為主，喜歡染成草木的顏色。也許可以使用石榴的果皮當成新的染料，具有優美而自然的色彩。

此外，伊朗的家庭會把果皮當作盛裝鹽或香辛料的容器。

第三章 石榴對於各種症狀的超群效果

⊙緩和肩膀痠痛

酸甜爽口的石榴精，人們或為了緩和疾病的症狀，或當作健康食品，或作為嗜好飲品而加以利用。

因人偏好柑橘類，因此市售的清涼飲料或健康飲品，以橘子、柳丁等柑橘類口味佔多數。

石榴和這些柑橘類不同的有效成分，就是加入了維他命類。

但是並非喝過一、兩次，效果就會立刻出現，要持續喝上一、兩個月，效果才會慢慢出現。

事實上，把石榴精當作果汁來喝，不知不覺中，平常煩惱的慢性疾病或壓力疾病就好轉的例子相當多。

首先介紹對肩膀痠痛有效的例子。

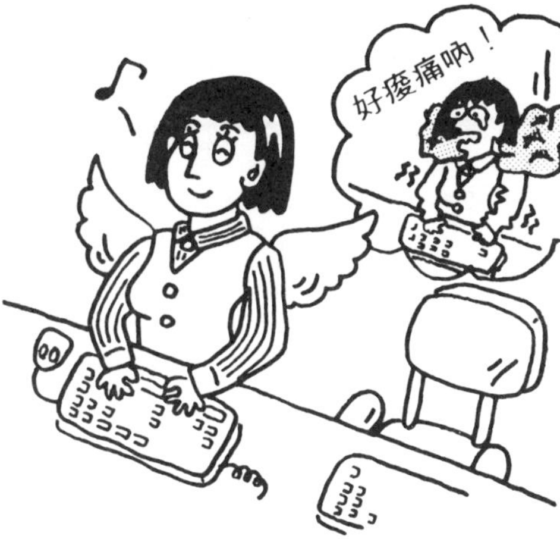

H小姐（三十二歲）在稅捐處工作，因為職業之故，經常容易眼睛疲勞。

「小時候身體不好，動不動就感冒，因為要檢查細小的數字，眼睛容易疲勞，有時會產生劇烈的肩膀痠痛感。

一個月前，開始在辦公室飲用加茶稀釋十倍的石榴精，每隔幾小時就喝一杯。

起初沒有什麼效果，大概喝了兩個禮拜以後，眼睛疲勞、肩膀痠痛的現象逐漸減輕。雖然還是容易感冒，不過石榴確實具有一些效果。

因為使用個人電腦而眼睛不好的同

事，現在不會再覺得眼睛酸澀了。」

此外，鋼琴師M君（四十二歲）除了肩膀痠痛，連歇斯底里的症狀都緩和了。

「年輕時就有肩膀痠痛的毛病，嚴重時手臂無法上抬，嘗試過針灸、溫泉療法等，都無法得到很好的效果。

我教了幾個學生，每當聽到他們彈出難聽的鋼琴時，就會出現歇斯底里的現象。

某日，在同事的介紹下，我開始使用石榴精。他說：『對肩膀痠痛和肌肉痛有效，不妨試一試。』

原本我對民間療法抱持存疑的態度，所以答應了之後並沒有立刻去做，大概拖延一個多月。

有一天，天氣實在很熱，冰箱裏又沒有冷飲，心想就試試看，於是用冰水將石榴精稀釋八倍後飲用。酸味很強，但是過喉的口感很不錯，喝了以後不再覺得口喝。清爽的感覺持續一整天，不知是否心理因素，覺得肩膀的倦怠也減輕了。

後來想起朋友曾告訴我這東西對肩膀痠痛有效，於是漸漸養成喝石榴水的習慣。最近這陣子沒有喝石榴水，肩膀痠痛的情形也變得嚴重。」

由於個人電腦日漸普及，有肩膀痠病毛病的人增多了，有的人懶得去接受治療，或是尚未嚴重到必須接受治療，如果希望這種症狀能夠減輕，不妨試試石榴。

⊙減輕貧血症狀

貧血是女性較多的疾病。不必到醫院就診，但是身體倦怠，比他人容易感到寒冷，會有心悸或呼吸困難等貧血症狀出現，相傳很多女性為這些症狀感到痛苦。

在大銀行擔任ＯＬ的Ｊ小姐（二十五歲）就有這種症狀。可是開始飲用石榴以後，貧血症狀減輕。

「因為罹患貧血症狀，早上起床時覺得很不舒服，感到困擾。清醒過來不是問題，但是清醒後不久覺得天搖地轉，沒有辦法起床。

這種情形在公司事情忙碌的月末特別嚴重，結果導致遲到，造成困擾。

有一天，擔心我的朋友向我介紹『對貧血有效』的石榴精。最初我只是試一試，覺得酸味很強，於是按照朋友的建議，用冰水稀釋八倍後飲用。尤其泡澡後喝上一杯最棒了。

一週內每天都喝，然而早上醒來的狀況還是沒有改善，第二週、第三週一樣沒有什麼變化。

到了第四週，碰到生理期，如果是以前，清醒以後的兩個小時內頭腦都不清楚，但是這天卻不一樣，立刻就能開始行動。

這點令我非常高興，從此日開始，每天早上清醒時就會喝一杯稀釋的

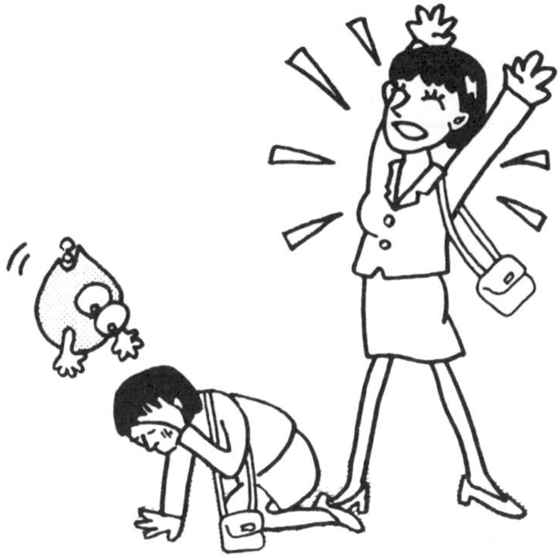

石榴精，讓清爽的感受傳遍整個頭腦。每天早上的痛苦逐漸減輕，能夠以愉快的心情迎接一天的開始。」

我不知道為什麼石榴具有防止貧血的作用，但在伊朗為了治療貧血，的確以石榴葉代替紅茶來煎煮飲用。

最近，石榴因為所含的維他命C具有抗貧血作用再度受到矚目。

綜合以上的想法，我認為持續飲用石榴的確能夠緩和貧血症狀。

⊙治療眼睛疲勞

中國古老的醫藥記載著，石榴葉與花具有消除眼睛疲勞的作用。

在古希臘，剛開始開花的石榴花叫做糾提奴斯，具有神奇的性質，備受重視。用左手的拇指與無名指摘一朵糾提奴斯，直接輕輕地接觸到眼睛，然後放到口中，不要碰到牙齒，把它吞下，據說一整年都不會罹患任何眼睛的疾病。

羅馬人同樣會吞下三朵大的石榴花，他們相傳這麼做的話，一整年都不會罹患眼睛的疾病。由此可知，石榴對於眼睛疾病有效。

家庭主婦I女士（六十二歲）喜歡做些針線活，因此眼睛常感到疲勞，令她有些擔心。

「最近覺得眼睛非常疲勞。我對裁縫有興趣，經常一整天拿著針。

由於年輕時就有頭痛的毛病，鎮痛藥不離手，聽說石榴對頭痛有效，於是稀釋石榴精來喝。

將牛奶倒入馬克杯中，再加上三湯匙的石榴精攪拌，為了消除酸味，滴進少量蜂蜜，每天飲用。

剛開始時沒有什麼感覺，最近卻發現眼睛不容易疲倦了，酸澀感也消失了。

幾年前因為皮膚炎到醫院就診時，醫生告訴我：『妳好像有青光眼的毛病哦。』可能石榴精對青光眼有效吧。」

事實上，石榴對I女士的青光眼的確能夠發揮驚人的效果。目前用來治療青光眼的幾乎都是含有碳酸脫氫酵素的阻礙作用的藥物，而石榴果皮中就含有十種具有碳酸脫氫酵素阻礙作用的鞣花酸物質。

此外，伊朗人在罹患瞼腺炎時，會用石榴汁洗眼，這是因為石榴果實中含有硼酸具殺菌作用所致。

⊙防止宿醉

有句話說「酒是百藥之長」，適量飲酒會覺得心情愉快，而且能夠消除壓力，作為與人溝通的潤滑劑。但是如果飲酒過度，第二天的宿醉可不好受。即使是百藥之長，也會成為痛苦的根源。

石榴是治療宿醉的最佳聖品。

在家電公司服務的O先生（三十四歲），每次一聽到應酬就想及隔天宿醉的可怕，而藉著石榴，他從這種恐懼感中解放出來，即使喝了酒，第二天也能充滿精神上班。

「因為工作之故，交際應酬很多，到大阪出差時，連續四天都喝得醉醺醺的。二十幾歲時還不當回事，但是最近可能年紀大了，醉意還殘留到第二天。

後來得知石榴的效果，就在喝酒前一小時飲用石榴汁，第二天雖然還是感到有點頭痛，症狀已減輕很多。翌日早上吃得下東西，使我覺得彷彿又恢復了二十多歲時的幹勁。現在，石榴成為我長期出差的必須品。」

前人飲酒的歷史悠久，因此宿醉症候群自古以來即已存在，我們的祖先可能也為此而深深苦惱。

古代的人就是利用石榴來治療宿醉。

印度最古老的醫學書『阿尤爾威達』中有關於飲酒過度治療法的項目，其中載著：「酩酊、泥醉、宿醉、頭昏眼花等過度飲酒所引起的症狀，石榴汁中混和檸檬和糖類當成飲料喝下，能夠迅速地使得泥醉症狀獲致高度的鎮靜效果。」

中國民間藥物療法不僅會使用甜石榴，也使用酸石榴來醒酒。大家可能不喜歡酸味，可是聽說酸石榴對宿醉比甜石榴更有效果。

石榴之所以對宿醉有效，是因為具有使肝臟和膽囊的細胞功能活性化的效果。自古以來，石榴就當作強肝劑使用。

肝臟機能旺盛，肝功能恢復正常時，就能促進酒精的代謝，結果就能減少宿醉的原因乙醛（酒精的代謝物），即能緩和宿醉的現象。

常與鞣酸結合的鞣花酸也具有鎮靜作用，所以石榴自古就被用來防止宿醉，的確是很有道理的。

此外，書中還記載著石榴能治胃病。飲酒過度而致胃弱的人，使用石榴更有效。

⊙防止糖尿病患者的口渴現象

現在已逐漸邁向高齡化社會，五、六十歲還在工作的人多得是，但到了中高年齡層，從頭到腳完全健康的人並不多吧！

尤其酒喝太多，營養失去平衡，加上其他要因，身體出現異常。同時因為工作而引起的壓力對身體也造成了影響。

中高年齡層者的身體開始感到疲勞，會受到成人病侵襲。遺憾的是罹患成人病以後，就必須好好與其共處。

石榴對於代表成人病的一些疾病都能發揮驚人的效果。

例如糖尿病。它是因為胰臟所分泌的胰島素荷爾蒙缺乏所引起的，會出現全身倦怠、眼睛模糊、手腳發麻等症狀。

糖尿病經常伴隨著併發症，一旦發症就很難治好，因此很多患者都在摸索與糖尿病的相處之道。

糖尿病患者不斷在增多，而在石榴的故鄉伊朗，糖尿病的發病者卻比較少，這是為什麼呢？

原因之一就在於石榴。不管是調味料、水果、果汁或點心，伊朗人都會利用到石榴。大量攝取石榴，也許對於預防糖尿病很有貢獻吧！

自由業的K君（六十歲）也是石榴的愛用者。

「這十年來，我為糖尿病所苦。血糖值很高，醫生建議我採用食物療法，但是工作上需要交際應酬，而我又嗜好杯中物，根本沒有辦法減少酒量，加上食物方面很喜歡吃肉類等油膩食物，無從進行食物療法。

症狀方面特別容易口渴，每天所喝的水和清涼飲料在兩公升以上。雖然一直服用降血糖藥，但是血糖值下降就會手腳發抖，這時必須吃顆方糖。」

有一天，K君在朋友的建議下喝了石榴汁，結果不再口渴，倦怠感也減輕不少。

「將石榴精稀釋七～八倍，做成石榴汁，一天喝幾杯，彌補光喝水所不足的部分。雖然不具有清涼飲料的甘甜味，但是味道清爽，心靈和身體都覺得非常輕盈。血糖值現在並沒有改變，可是全身不再感到倦感。」

關於攝取石榴即不易罹患糖尿病的理由，目前不得而知，但是可以推測係因石榴中含有很多酒石酸，可能能夠促進胰臟分泌胰島素荷爾蒙，結果就使血糖值下降。

糖尿病是經過一段時間才會出現症狀的慢性病，因此石榴的效果也不可能立刻出現。

但是石榴最適合用來抑制糖尿病的症狀之一口渴。當血糖值下降時，含有果糖較多的石榴因為不含有蔗糖，所以可減少直接含方糖所造成的傷害。

⊙從痛風的痛苦中解放出來

石榴對於中高年齡層的男性較多的痛風亦具有防止效果。

痛風是一種血中的尿酸值升高，關節產生劇痛，彷彿風吹都會痛的伴隨著劇痛的疾病。當疾病進行時，容易引起慢性腎炎或腎不全等。

石榴所具有的利尿效果能夠促進尿酸的排泄，能夠使得血中的尿酸值下降。

服務於電腦公司的S先生（五十六歲），這二十年來都有痛風的煩惱。

「因為工作之故，生活不規律，再加上本來就偏食，在三十五歲之前，醫生診斷我罹患痛風，後來就持續過著與藥物相處的日子。當痛風發作時，關節痛到無法步行。經過幾年後，每當疼痛來臨，我真的很想放棄人生，不願再忍受這樣的痛苦。」

痛風的治療和糖尿病一樣是採用藥物療法、飲食療法，同時要過著規律的生活。

「去年，美國朋友建議我使用石榴精，他說：『石榴對痛風有效，你不妨試一試。』

每天早晚，將石榴精稀釋八倍後飲用，一週後，關節疼痛緩和了。據說具有利尿作用，的確如此，上廁所的次數增加了。當然，後來持續喝石榴汁，覺得非常舒適。」

石榴對於痛風患者確是一大福音。

治療痛風會使尿酸排泄到尿中作用的利尿藥，而石榴有利尿效果，當然應該具有治療痛風的效果。

不管是為了預防成人病或維持健康而使用石榴，要將濃縮石榴精稀釋，一天喝一～三次，或是較濃的石榴汁一天喝一次。

⊙不再出現偏頭痛

不少女性有偏頭痛的煩惱，原因可能是更年期障礙，或是伴隨生理期而出現症狀，原因各有不同。而石榴能夠預防偏頭痛。

經營精品店的A女士（五十一歲）很喜歡石榴精，每天都快樂地喝。

「進入更年期以後，大概兩週會出現一次週期性的偏頭痛。因為有點發胖，以礦泉水稀釋石榴精後飲用來減肥。

杯中放進四～五茶匙的石榴精，再倒入冰涼的礦泉水，石榴汁的酸味剛剛好，喝了以後覺得爽口，很像在喝柳橙汁、蘋果汁。我也會請來店的客人喝。我喝了一個月以上，結果不再出現偏頭痛的現象，彷彿這種毛病從未發生。」

因為疲勞、失眠或壓力等而引起的偏頭痛，藉著石榴完全消失了。有「頭痛」毛病的人，或許皆可藉著石榴和頭痛說再見。

⊙抑制口渴，同時也是減肥食品

市售的清涼飲料琳琅滿目，有時還真不知道要喝哪一種，但是其中都加入合成甘味料，口渴時拼命喝，容易造成肥胖。

石榴酸酸甜甜的，吃了以後口中不會殘留甘甜味，因此石榴汁非常適合當作清涼飲料來喝。

前人早就把石榴汁視作抑制口渴的聖品。

中國的醫藥書中記載「石榴果實酸甜，咬一口即生津，故可治口渴」。以前的旅人為了治療口渴或防止飢餓，或是為了醒酒，經常隨身帶著石榴。

一個石榴果實的熱量非常大，而且含有適量的水分，再加上葡萄糖和菊粉等糖、礦物質鉀，還有檸檬酸、酒石酸、蘋果酸、維他命C等酸味成分，因而備受喜愛。

石榴不只是可以治療口渴而已。

職業拳擊手T先生（三十四歲）巧妙地利用石榴。

「我是羽量級選手，二勝二敗，身高一七三公分，體重五十八公斤，在羽量級中算是較重者。

賽前一週幾乎不吃東西，利用流質食品來減輕體重。一天喝兩百毫升的水、牛奶、橘子汁、番茄汁等，但是疲勞感無法去除。

於是將一百毫升的石榴精，用一百毫升的水稀釋，於賽前一週開始飲用。通常喝水以後立刻就會覺得口渴，但喝了石榴汁以後總覺得口中有滋潤感，能夠持續數小時，不需要立刻又補充水分，而且能夠消除肌肉的疲勞，順利地減輕體重。結果比賽獲勝。下一次我還要嘗試。」

T先生有效地利用石榴調節體內的水分，當成理想的減肥食品來活用，產生良好的效果。

⊙減輕孕吐，增強體力

Y女士（二十八歲）是位孕婦，每天孕吐嚴重，覺得十分痛苦，可是因為石榴之助，懷孕初期能夠輕鬆地度過，不再煩惱。

「懷孕三個月時，孕吐嚴重，什麼都吃不下，只吃橘子，可是沒有力

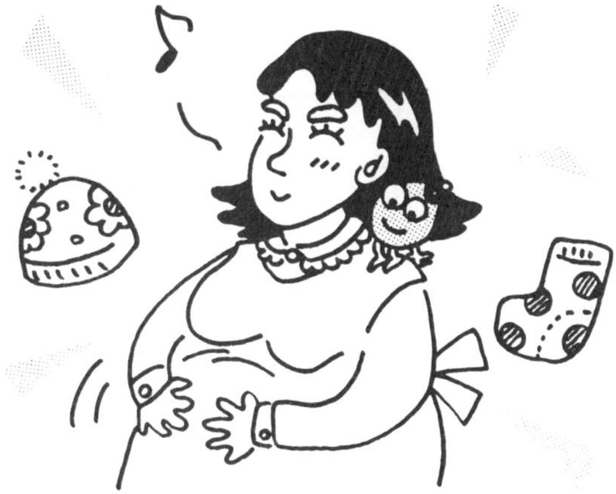

氣，很擔心在這種情形下無法生出健康寶寶。

用熱水把石榴精稀釋為八倍，早晚喝一杯，意外地發現很合胃口，於是持續飲用。

由於氣味清爽，減輕了噁心的感覺，而且感到擁有能量。」

從Y女士的例子就可以了解，孕吐嚴重時據說柑橘類很好。而石榴也像柑橘類一樣具有爽口的味道，因此可以抑制孕吐時的噁心感。加上熱量極大，所以也有助於補充孕婦的體力。

在伊朗東部，會將石榴皮搗碎，加

上葡萄乾、黑胡椒、蒜混合，做成孕婦的特別食物。不知道為什麼會有這種吃法，但我認為不好。

因為胡椒和蒜太辣，會過度刺激食道，而石榴硬皮會損傷食道壁。這地方的食道癌較多，可能與石榴的吃法有因果關係吧！

石榴中的成分並不具有致癌作用，所以吃下石榴並不需要擔心。石榴是安產的象徵，而且懷孕時都會形成異常的嗜好，所以要避免直接咀嚼乾燥的果實。

⊙任何出血都會停止

F先生（三十五歲）是位司機，對於石榴的止血作用感到很驚訝。

「我用車載運試飲用的石榴精。因為口渴打算喝罐裝烏龍茶，卻在開罐時不小心割傷了手指，一直流血，找不到OK繃可以止血，不知道怎麼辦才好。這時突然想到車上載運的石榴精，據說有止血作用，就在半信半疑之下塗抹看看，霎時出血停止，傷口也很快就癒合了。」

石榴的止血作用要歸功於石榴的花、果實、根中所含的丹寧，以及與丹寧結合的鞣花酸的作用。丹寧具有收斂作用，能使血管收縮，迅速止血。

鞣花酸能夠促進血液的凝固。日本在一九四一年發表的論文『關於各種民間止血藥對血液凝固的影響』中，就已肯定了石榴根皮具有止血作用。

要止血，必須使血液的構成成分之一血小板凝固血液，傷口才能癒合，而鞣花酸能夠刺激血小板，促進作用。

中國民間療法則是將石榴花二五〇公克與石灰一升混合，做成粉末，用香油等調和，製成塗抹藥來使用，對於割傷、燒傷、燙傷都有效。

在古波斯，出外作戰的士兵一定會攜帶石榴果實，負傷時就用石榴汁治療傷口。利用石榴治療傷口，能夠迅速痊癒，不會化膿，不會留下疤痕。

石榴的止血作用不只限於皮膚表面的出血。

上班族D先生（五十八歲）的牙齒較弱，牙齦容易出血，他就非常佩服石榴的止血作用。

「以前牙齒較弱，結果到了現在，三分之一都是假牙，而且有牙周病，肩膀痠痛或感冒時牙齦就會出血，而且牙齒鬆動。

使用據說能夠緊繃牙齦的牙膏等，但在牙齦發炎時，則將石榴精稀釋二、三倍，用來漱口，結果能夠迅速消除牙齦的腫脹，也不再出血了。」

根據記載，牙齦出血或有牙周病，確實可將石榴當作漱口藥使用，這是因為石榴中所含的丹寧具有止血作用，收斂作用，因而能夠緊縮血管。

當成漱口藥使用的話，能夠緊縮因為牙周病而鬆動的牙齦，連根部鬆弛的牙齒都有加以鞏固的效果。

使用濃縮石榴精漱口時，濃度十～二十％即可。

在伊用朗，會揉搓石榴花塞在鼻孔，用來止住鼻血，或把粉末吹到鼻子中，或喝花、根皮的煎液。當然，這都是利用石榴的止血作用與收斂作用。

⊙抑制肌肉或關節的發炎

H老先生（八十五歲）因為飲用石榴汁，減輕了肌肉和關節疼痛。

「我活到八十五歲都沒生過什麼大病，感到很驕傲，周圍的人都很羨慕我。但是這兩、三年來，膝蓋積水，痛得受不了，要到醫院抽除水、打止痛針，仍是無法痊癒，我只能放棄地認為『唉！年紀大了……』可是我生性喜歡旅行、到百貨公司購物、出外走走，這下子都不能做了，最遺憾的是不能親自到場為我最喜歡的棒球隊加油。

聽人說石榴很好，於是試著喝石榴汁。杯中放進三茶匙石榴精，用冰水稀釋後飲用。我喜歡吃甜的，因此最初對那酸味產生抵抗感，不過最近已經習慣了。

值得高興的是，膝痛逐漸減輕，膝蓋浮腫的現象也減輕了，我的『出門蟲』又開始騷動。什麼是『出門蟲』？就是喜歡出門的人啦。」

石榴具有抑制發炎的效果，也就是說有消炎作用，再加上石榴所具有的利尿作用，能夠去除積存在組織中的多餘水分，減輕浮腫現象。

中國古老的醫藥書中，記載石榴的葉與花對於跌打損傷、筋骨疼痛、四肢無力，肌肉麻痺有效，還寫著「內服時，煎二～四公克果皮服用，外用則以煎液清洗，或將果皮磨成粉末塗抹」。此外，骨折時當作敷劑塗抹能使骨骼接合。

⊙預防及防止口臭

國人都會擔心口臭的問題，尤其是與他人接觸機會較多的人更擔心這個問題。事實上，牙膏或漱口藥水、噴霧劑、各種口香糖等預防或防止口臭的商品，都含有殺菌、消臭效果的成分。

石榴具有強大的殺菌效果。因為其中含有硼酸和丹寧，所以能夠消除口中的臭味。因為口臭和體臭嚴重而感到困擾的W先生（四十五歲）在證券公司上班，是位營業員，因為遇到石榴而感到很高興。

「聽喝過的人說，我的體臭和口臭很強烈，但我自己卻不知道。不過我常流汗，聞襪子的味道確實很臭。因為我從事營業工作，和他人接觸的機會較多，很擔心口臭問題。用過市售的防止口臭藥水，刺激性很強，因此想找到較為溫和的代用品，聽說石榴不錯，於是將石榴精稀釋十倍使用。即使不用來漱口，直接飲用也覺得非常爽口，自己都覺得氣息變得清新多了。」

古希臘和中國的醫藥書中記載，煎石榴花當洗口劑使用，能夠保健牙齦和牙齒。為了去除口臭，而將石榴當洗口劑使用時，在古代大都是以煎汁的形態使用。

石榴不僅能去除口臭，使口腔清爽，同時它所含的丹寧，也具有收縮血管或肌肉的收斂作用，因此能夠鞏固牙齦，的確有一舉兩得的妙用。

去除口臭，牙齦鞏固，就能安心地露齒一笑了。

⊙對口腔的傷口和口內炎非常有效

口腔的傷口和腫疱，據說利用唾液的消炎作用能夠迅速痊癒，但是吃東西時會擔心，而且刺痛感不好受。

石榴具有消炎作用，能夠治療口腔的傷口和口肉炎。事實上在石榴的原產地伊朗，光是將石榴汁含在口中就能治療嘴巴內的傷口。

大學職員N小姐（三十四歲）因為嚴重的口內炎而感到煩惱，利用石榴消除了這個煩惱。

「經常出現口內炎，原因不明，但當疲勞和壓力積存時就會出現。聽說石榴不錯，便試著塗抹在患部，瞬間產生刺痛感，但是忍耐一下，一天塗抹數次，結果腫脹和發紅的現象減輕，以往會持續一週的疼痛，大約三天就痊癒了。為了預防，將石榴精稀釋十倍用來漱口。」

目前對於口內炎和皮膚濕疹，大都採用塗抹副腎皮質荷爾蒙軟膏。副腎皮質荷爾蒙是由副腎所分泌的荷爾蒙，但是合成物質所含有的類固醇荷爾蒙具有廣泛的消炎作用，也是風濕的特效藥。

石榴的消炎作用與類固醇荷爾蒙相比，的確比較弱，但是沒有強烈的副作用，經由事實證明具有完全的消炎作用。

⊙消除扁桃腺炎、咽頭炎、喉頭炎

石榴所具有的消炎作用和抗菌作用，可用以治療喉嚨的問題。

自古就把果皮煎液當作漱口藥，不只可治療口內炎，同時亦可抑制咽頭炎或喉頭炎的發炎症狀。

有種治療扁桃腺炎、咽頭喉頭炎的民間療法，就是拿一個石榴果實，用一～二壺水煎汁，漱口，同時兼具消除口臭的效果。

公務員C小姐（二十二歲）因為石榴的這種效能，治好了咽頭炎和喉頭炎。

「我經常覺得喉嚨很乾，感冒時最先出現症狀的就是喉嚨，立刻會去漱口，但我不喜歡含碘的漱口藥，反而讓我想吐。

在朋友的建議下，一杯水加入一茶匙石榴精，用作漱口，每天早上漱口，外出回來也會進行，實施了兩週，結果喉嚨不再覺得乾燥。」

家庭主婦E太太（二十九歲）也讓五歲的兒子用石榴漱口。

「我的兒子一感冒就會發高燒，扁桃腺腫脹，因此感到十分困擾。想讓他早點漱口，但是孩子不喜歡碘劑。

朋友建議我用一百毫升的水稀釋一茶匙石榴精，讓孩子漱口。他不但不討厭，還說十分爽口，很高興的漱口。

可能是讓他用石榴漱口的緣故吧！扁桃腺已經不要緊了。下次再發燒的話，我一定要讓他一天用石榴汁漱口數次。」

每當喉嚨痛時，就會用含碘的藥水漱口；它的氣味和味道特殊，因此很少人會確切做到。此外，用棉花棒沾含碘的盧戈爾液塗抹在喉嚨深處，連大人都會覺得噁心了，更何況是孩子。

在這一點，酸甜的石榴容易含在口中，不會產生嫌惡感。稀釋八～十倍時能夠抑制酸味，孩子應該會喜歡。

即使不小心吞下去也不要緊，而且很有效，完全不必擔心。石榴美麗的顏色和酸甜的味道，更能引誘孩子。

⊙抗菌作用和抗病毒作用

石榴除了消炎作用，還具有抗菌作用和抗病毒作用。

關於抗菌作用，對於綠膿菌、黃色葡萄球菌、溶血性鏈球菌、霍亂弧菌、赤痢菌、傷寒菌、大腸菌、結核菌等都有效。

例如在各種感染性發炎症狀的治療上，使用石榴皮煎液加以乾燥，或磨成粉放入膠囊中，一天三次，一次一～二粒。

腸炎、膽道感染、急慢性支氣管炎、肺部感染、慢性盲腸炎、淋巴結炎、外傷感染等總共四百十五例，經由實驗結果，三百零五例完全治好，顯著治癒者五十七例，好轉的三十六例，無效十七例。

這些抗菌作用全都是在石榴的花、葉、果實、根等幾乎所有部位含量豐富的丹寧之作用。尤其是根部含量特多的生物鹹成分，對於細菌尤其是阿米巴赤痢菌，能夠抑制其成長與增殖。

此外，石榴具有抗病毒作用，將根皮的煎液稀釋一萬倍或十萬倍的稀釋液，根據報告能抑制流行性感冒病毒。這是因為其中含量豐富的丹寧之作用。因此，前面說過感冒時用石榴漱口非常有效，為了預防感冒，平常即可使用。

另外，亦可利用石榴的消炎、抗菌、抗病毒作用來治療中耳炎。將石榴皮炒到焦黑、磨成粉末，撒在耳內，對化膿性中耳炎有效，這也是一般民間藥的用法。

中國的醫藥書中，自以前就有將石榴當作生藥使用的處方例。石榴花在瓦上烤乾，加入少量龍腦香，磨碎，吹入耳中，這樣就能防止膿流出。

還有耳中形成的傷口，把果實擠汁混合蜂蜜，直接塗抹即可。

如果滴二～三滴到鼻中，能夠抑制鼻腔內所形成的瘜肉肥大。若罹患瞼腺炎，使用擠汁每天洗三次也有效。

另外根據記載，病毒所引起的皮膚病，如天花或德國痲疹，使用石榴葉的煎汁清洗也有效。

⊙香港腳治好了！

經營精品店的F女士（五十二歲）因為香港腳而很煩惱，見識到了石榴的驚人效果。

「每年的梅雨季節，手掌的皮會脫落。據說是香港手，但沒有發癢、疼痛等自覺症狀。

因為工作之故，經常讓客人看到我的手，塗抹藥物沾到服飾上就糟糕了，因此完全不使用軟膏類。總是想著：過了梅雨季節就能痊癒……因而放任不管。後來聽說石榴很好，就想試一試。

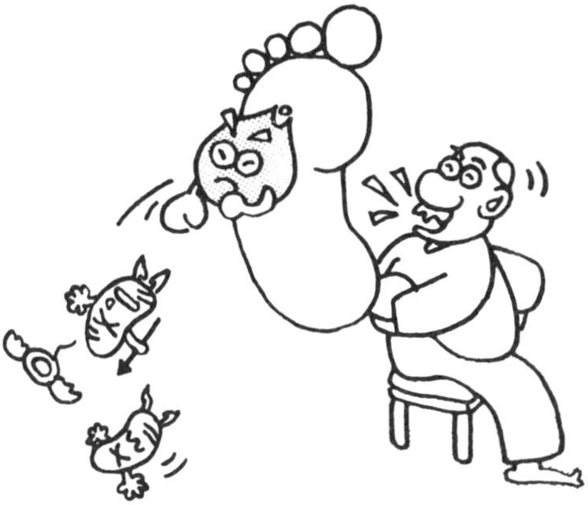

在溫水中加入幾滴石榴濃縮液，浸泡手掌五分鐘，一天兩次，實行兩天，結果手掌變得非常美麗，令我難以置信，感到萬分驚訝。」

這是因為石榴的抗皮膚真菌作用對皮膚菌香港腳發揮了作用。以前的人是使用果皮煎汁直接塗抹患部，或當作沐浴劑使用。

在伊朗也是同樣的，不僅是香港腳，治療頑癬或腳跟皸裂，甚至在肛門和陰部出現濕疹、發癢時，在治療上也使用石榴。肛門、陰部濕疹與念珠菌有關，石榴具有抑制念珠菌的效果。

公司職員S先生（五十六歲）同樣為香港腳所苦惱。

「腳底因為乾性香港腳，整個角質化，並沒有出現發癢、疼痛等香港腳的自覺症狀，但是腳跟稍上方的皮膚剝落，好像香港腳的症狀往上蔓延，感覺很不舒服。

聽說石榴不錯，遂想嘗試。在一臉盆的溫水中滴入二、三滴石榴的濃縮精，浸泡雙腳。持續一週以後，皮膚剝落的現象減少了。我想是石榴治好了皸裂的腳跟吧！」

此外，泡澡時亦可利用石榴來治療痔瘡。

在伊朗把剛剝下來的果皮或乾燥的果皮煎汁，放入大容器中，稍微冷卻之後，坐在煎汁中讓患部浸泡其中，就能治好痔瘡，而且亦可當作排便後的洗淨液使用。

也就是說，石榴的消炎作用加上止血作用、收斂作用，產生極大的貢獻。

⊙止下痢的效果驚人

自古以來當作萬能藥的石榴，經常利用來止下痢。

尤其是果實較酸的酸石榴，自古以來就當作停止急性或慢性下痢的生藥使用。中國古老的醫藥書『孟詵』中記載著只要頓服含有種子的果實一個和汁就可。

此外，『中藥大辭典』寫著——

「（處方例1）酸石榴一個用炭火烤，冒煙之後還沒有成灰之前迅速取出，放入磁器茶碗中蓋上蓋子悶一晚，去除火毒，搗碎成散劑。服用時，每片酸石榴以一杯水煎煮調溶，取五毫升使用。

（處方例2）長期持續地下痢時，將石榴皮烤後烘乾，磨成細粉，以米湯調溶十公克左右服用。」

這些處方之外，中國大部分的醫藥書都記載著石榴對下痢有效，果皮的煎汁或散劑，對於泥狀便或水樣便的慢性下痢、細菌性下痢皆可使用。

『中藥大辭典』中也詳細敘述其效果。

例如細菌性下痢，將石榴皮煎煮後的藥物一次服用十～二十毫升，一天三～四次，連續七～十天。慢性的細菌性下痢則連續服用兩週，休息一週再服用兩週。

急性細菌性下痢五十例利用這種煎劑治療的效果，不到十天就治癒的有四十九例。服用後到退燒為止的時間平均為一・三日，到腹痛消失大約要花四・八日，大便恢復正常需要四・六日，糞便檢查的結果正常要五・三日。

慢性細菌性下痢四例，停止煎藥的投與兩週後完全治好。

阿米巴赤痢的治療方面，石榴皮的煎液每次二十毫升，一天三次，飯後服用，連續六天。無效的話再服用六天。對四十位患者進行半年的追蹤調查，結果三十六人連續三次的糞便檢查結果皆為陰性。

止下痢主要來自石榴所含的丹寧之收斂作用。

現在能夠輕易地買到各種藥物，下痢嚴重時，大家都會服用止瀉劑。有時並未嚴重到需要服用藥物，可是下腹部卻很不舒服，或是習慣性下痢的人，平常就該喝石榴汁。

伊朗人治療單純性下痢，就將石榴花煎煮成像紅茶一樣，加入砂糖，一天飲用三次。

公司職員N先生（五十五歲）由於石榴之賜，克服了下痢的痛苦。

「還不到宿醉的狀態，可是第二天一定會下痢。如果是假日可在家休息，但因工作而必須出差時，就讓我感到很難受。聽說石榴對下痢很好，在喝酒前和喝酒後的翌日早上，用麥茶將石榴稀釋七倍飲用，效果十分好。由於石榴之賜，讓我能夠安心地工作，不必擔心喝酒。」

從N先生的例子可知，石榴不僅對飲酒過量有效，連第二天容易發生的下痢現象也有效。

⊙備受矚目的抗癌作用

對人類而言，癌症是最大的敵人。石榴能夠與癌細胞作戰，事實上很多國家都已注意到石榴的抗癌作用。

在石榴汁的故鄉伊朗，將石榴納入飲食生活中，因此即使經常吃肉和乳酪，與歐美人相比，罹患胃癌和腸癌的比例較低。

這是石榴所含的鞣花酸的功能。鞣花酸與丹寧結合成為鞣花丹寧，存在於石榴中，加水分解就會成為鞣花酸。

最近，使用很多動物進行基礎實驗證明，鞣花酸具有抗癌作用。鞣花酸能夠抑制食道或胃腸的癌、肺癌、皮膚癌等的發生與進行。

石榴本身能夠抑制子宮頸癌由來細胞（分離癌細胞加以培養，使其增殖的細胞）的造腫瘤性。

以下介紹由這些基礎實驗中明白的鞣花酸作用。

①活性氧對生物體造成各種有害影響，因此最近成為嚴重的問題，但是鞣花酸能夠捕捉活性氧，保護生物體免於活性氧之害。

具有抗氧化作用，結果就能預防在身體各部位發生的癌。實驗是投與老鼠致癌物質，確認能夠抑制癌的發生或癌的進行。尤其是對小腸癌的作用最強。

此一作用的構造可能就是捕捉活性氧的作用吧！

②由於抑制消化管及酸的分泌，因此能夠抑制因為壓力而產生的消化管潰瘍等。

③經由實驗確認，能抑制亞硝基苯甲胺所造成的食道部腫癌或食道癌，同時減輕症狀。還能抑制硝基丙烷所引起的肝炎，對消化器官能發揮抗癌作用。

④香煙及噴出的煙霧含有致癌物質亞硝基胺，石榴在體內對亞硝基胺的代謝過程產生影響，因此抑制亞硝基胺的活性，具有抗癌作用。此外，經口投與動物鞣花酸，鞣花酸會集中在肺，藉此能夠抑制肺腫瘤的發生。

⑤投與懷孕的老鼠亞硝基脲，生下來的胎兒會發生心臟無法跳動、腦的發生基礎神經管無法形成、身體各器官無法分化等畸型的症狀，在投與鞣花酸後，就能抑制這些症狀的發生。

由此可知鞣花酸對於突變或畸型具有拮抗作用。

⑥鞣花酸能夠抑制老鼠的皮膚腫瘤的發生或進行。

鞣花酸不只限於消化器官和呼吸器官，對皮膚癌也具有抗癌作用。當然，這都只是使用老鼠做實驗的結果，目前還無法進行人類的臨床報告或體驗談。

但是愛用石榴的伊朗人的確很少罹患癌症，考慮到這些鞣花酸的作用，確實可以推測石榴具有抗癌作用。

展望今後的研究，當然就可以發現鞣花酸在治療上隱藏著可以應用的可能性，或許能期待它成為新的癌治療藥或癌預防藥。

雖然現在尚未開發出鞣花酸治療藥，但它確實可成為食物中的抗癌物質。

所以只要攝取含有豐富鞣花酸的石榴，不知不覺當中就能預防癌或腫瘤的發生。積極地將石榴納入飲食生活當中，相信就能夠遏阻癌的發生。

⊙期待能夠預防愛滋病

據說石榴能夠有效地預防愛滋病。

前面說過石榴具有抗病毒作用，而這種抗病毒作用，事實上也具有殺死愛滋病病毒ＨＩＶ病毒的作用。

英國的研究者們做了某項實驗，發現石榴精能在幾分鐘內殺死數十億病毒。光是接觸到石榴精，HIV病毒就會死亡，親眼看到這難以置信的事實的研究者們，在網路上發表宣告「病毒好像受到了轟炸襲擊」。

這些研究者認為為了預防愛滋病，應該將石榴精抹在保險套上，正與製藥公司攜手合作，共同開發，相信在幾年內，也許含有石榴精的保險套就會出現市面上。

至於為什麼能夠殺死HIV病毒，關於其構造，英國的細菌學者目前還在解析當中，可能不只是鞣花酸的抗病毒作用吧！

病毒並沒有侵入到體內，只是接觸到石榴精，在幾分鐘內就會死亡，因此對於石榴這種有用物質，我們的確可以抱著期待。

⊙擊退寄生蟲

寄生蟲本身減少，加上開發出很多驅蟲藥，所以目前並未使用石榴，但是石榴的確具有驅蟲作用。日本在明治時代就已將它當作驅蟲藥使用，而且記載在『日本藥局方初版』的醫藥品解說書上。

當成驅蟲藥使用的，主要是石榴的根皮和樹皮的部分，稱為酸榴根，俗稱「石榴根皮」，中國漢方則將石榴的果皮稱作石榴皮。

石榴根皮中含有較多的石榴皮鹼，具有驅蟲作用。石榴皮鹼與石榴中含量較多的丹寧結合，成為丹寧酸石榴皮鹼物質。

這種物質難溶於腸管內，不容易被吸收，因而會長期停留在腸內，所以對腸內寄生蟲能夠充分發揮效果。

尤其是對絛蟲進行的實驗。絛蟲在鹽酸石榴皮這種〇•〇二%溶液中會非常興奮，而在〇•〇一%溶液中因為運動而迅速麻痺，在五～十分鐘內就會死去。

實際用來驅除絛蟲的用量如下：

一天的用量是取石榴皮三十～六十公克浸泡在冷水中一晝夜，做成煎劑，一小時內服用三～四次。或是丹寧酸石榴皮鹼服用〇・二五～〇・三公克。

用法是將乾燥的石榴根皮的內皮二十五公克浸泡在三百毫升水中一整天後，用小火煎煮至剩下一百毫升，上午九時服用。

服用的前一天不吃晚餐，當天早上服用，兩小時後，再服用硫酸鎂二十～三十五公克。

如果絛蟲的頭部沒有出現，則三～四週後再進行同樣的方法。絛蟲排出以後，攝取柔軟的食物，暫時控制油脂類的食物。

觀察九例（來自豬肉的絛蟲五例，來自牛肉的絛蟲四例），服用後除了一例立刻嘔吐外，全都只服用一次就達到驅蟲效果。

必須注意的是，有胃炎時不可服用，因為短期間內大量使用會刺激胃粘膜，而出現副作用嘔吐現象。

第四章 石榴中含量較多的女性荷爾蒙

⊙石榴中含有女性荷爾蒙

石榴中含有女性荷爾蒙雌激素成分。很多水果的確都含有維他命C，但含有性荷爾蒙的卻非常少。

植物含有性荷爾蒙是相當罕見的，事實上含有性荷爾蒙的植物，除了石榴以外，還有椰棗及雌柳等。

據說亞當和夏娃被趕出伊甸園時，帶走了椰棗，因而變得有名。這個世界上最早的私奔者帶走的東西卻是含有雌激素的椰棗，的確是耐人尋味的事情，而女性荷爾蒙的含量遠超過椰棗的就是石榴。

女性荷爾蒙是女性的卵巢所分泌的物質，包括由卵泡所分泌的卵泡荷爾蒙（雌激素），以及排卵後由於卵泡變化的黃體所分泌的荷爾蒙（孕酮）。石榴中含量較多的是雌激素。

加州工科大學的海夫湯瑪斯博士在西元一九六六年發表，雌激素的代表雌甾酮在石榴、尤其是石榴的種子中含量非常的多，雌甾酮的含有量是一公斤中有十七毫克。

柳的穗狀花序中含有〇・一毫克，椰仁（殼粒）中含有〇・三六毫克，椰棗種子中含有〇・四〇毫克，椰棗花粉中含有〇・三〇毫克。

到一九八八年，埃及的亞歷山大大學莫雷姆博士等人發表的結果也顯示，石榴一百公克中含有一・一～一・七毫克的雌甾酮，因此，我們重新確認石榴確實含有相當多的女性荷爾蒙。

石榴中不只含有雌甾酮，同時含有強力雌激素之一的雌甾二醇。

由此可知，石榴種子中含有很多女性荷爾蒙。吃一口石榴，也許女性荷爾蒙量會使妳當天就展現女性之美。

⊙已經證實了石榴的女性荷爾蒙作用

石榴中的雌甾酮是否真的具有女性荷爾蒙的作用呢？植物中的女性荷爾蒙真的能對人體產生效果嗎？

在西元一九六四年，埃及開羅國際研究中心藥理學部的夏拉夫博士和尼棍博士就由以下兩個實驗確認了作用。

首先使用幼兔，在一定期間內投與石榴的種子油〇•五毫升，結果子宮重量增加。什麼都不投與時的子宮重量為〇•一三公克，投與十天後，子宮重量增加為一•〇九公克。

投與石榴油及雌激素之一的雌甾二醇，則兔子增加得更明顯。

此外，摘除卵巢的老鼠，一天兩次，連續兩天投與石榴油，投與〇•二毫升以上，觀察陰道的角質化情形。所謂陰道的角質化，就是調查女性荷爾蒙作用強度的指標，數值愈大表示女性荷爾蒙作用愈強。

實驗發現陰道角質化，石榴油〇・一毫升時，角質化指數為四・四，〇・二毫升時為十一・六，〇・三毫升時為十三・六，當石榴油的投與量增加時，效果逐漸提升。

這種實驗是利用從石榴的種子所採集的油分，後來海夫特曼博士等人從石榴種子油中抽出了雌激素成分，將抽出液實際注射到去除卵巢的成熟雌鼠或幼年雌鼠體內，進行同樣的實驗。

結果，未投與任何東西時的子宮重量約為八毫克，由石榴種子油中抽出的雌激素各注射〇・一二五微克和〇・二五〇微克後，老鼠的子宮重量分別增加為十五毫克與三十毫克，與先前的實驗及效果完全相同。

由這些實驗可以了解到，利用石榴的種子油或雌激素，雖然體重沒有變化，卻會使得子宮重量增加，同時也會觀察到陰道角質化這種女性荷爾蒙特有的作用。

利用由石榴種子抽出來的成分，能夠增加子宮重量及造成陰道的角質化，也就是說它的成分和雌激素中的雌甾酮具有同樣的生理作用。藉著這些實驗，確認了石榴的女性荷爾蒙作用。

石榴中含有大量女性荷爾蒙雌激素的代表雌甾酮及雌甾二醇，同時藉由實驗證明，的確能夠發揮雌激素的生理作用。

⊙何謂女性荷爾蒙？

石榴的果實尤其是種子中含有女性荷爾蒙雌激素，到底什麼是女性荷爾蒙？

人類的身體內合成分泌的女性荷爾蒙，先前敘述過是包括促進卵巢、子宮、陰道等女性生殖器官發育的卵泡荷爾蒙，以及掌管懷孕機能的黃體荷爾蒙兩種，前者稱為雌激素，後者叫做孕酮。

卵泡荷爾蒙的雌激素以雌甾酮及雌甾二醇為代表，這都是由卵泡分泌出來的，分泌時主要是形成雌甾二醇的形態，一部分成為雌甾酮。

石榴中含量較多的雌甾酮的化學構造，與人類完全相同。合成雌甾酮時的前驅物質β谷甾醇及孕甾烯醇酮，都在石榴葉中，由此可推測植物也都和動物經由同樣的路徑而進行合成。

雌激素在青春期會促進乳腺的發達，肩膀寬度變窄，胃盆發達，形成女性特有的骨骼。此外，使皮下脂肪沈澱，形成副性徵，出現女性型發毛或是變化為女性的聲音，達成「女性」的狀態。

成熟女性則可引起子宮內膜增殖，使子宮肌肥大，增加子宮的重量，促進子宮收縮性。也就是說，雌激素就是掌管女性的性機能發達及懷孕機能的維持之荷爾蒙。

此外，陰道上皮細胞的角質化也是雌激素的主要作用。陰道上皮細胞引起角質化，就能使糖原量增加，結果陰道中的乳酸產生菌增加，使陰道成為酸性，產生自淨作用。同時雌激素也能使女性的性慾亢進。

另外一種女性荷爾蒙黃體荷爾蒙（孕酮），則是形成懷孕準備狀態，並加以維持的荷爾蒙，也就是說，主要任務是讓子宮內的粘膜做好準備，使受精卵隨時都能著床。

若未受精的話，孕酮的分泌會減少，結果不再需要的子宮粘膜會剝落，開始了月經。

⊙這些女性需要石榴

石榴值得注意的一點就是含有女性荷爾蒙，所以應該加以利用。

在正常狀態下，即使放任不管，體內也能合成荷爾蒙，但是維他命在這方面於體內卻不能形成類似的作用。

不過荷爾蒙的量受到年齡、精神、心理、環境等要因的影響，結果荷爾蒙的分泌異常，立刻就會反應在生理機能上，像更年期障礙就是其中之一。

當荷爾蒙分泌異常，該怎麼辦呢？

分泌不足的話，就要投與荷爾蒙劑進行荷爾蒙療法；分泌過剩的話，就要投與抑制荷爾蒙作用的藥劑。

但是荷爾蒙治療需要長期進行，而且副作用強烈，因此盡量避免，最好能夠事前預防引起分泌異常。

石榴在這方面是女性的好夥伴。

- 因為更年期障礙而煩惱的女性
- 在青春期出現副性徵較慢的女性
- 因為厭食症而消瘦、生理期停止，或是不想發胖的年輕女性
- 不具有女性圓潤的身體，胸部較小等而煩惱的女性
- 因為不規律的生活而導致生理不順，性生活不協調的女性

⊙雌激素的減少與更年期

先前敘述過石榴中所含的雌激素是能夠保持女性機能的荷爾蒙，但是隨著年齡增長，卵巢機能衰退，分泌的雌激素量會減少。

這可說是女性老化現象的第一步，卵巢機能的減退導致雌激素分泌量減少，月經週期紊亂，結果引起更年期障礙。

女性的平均壽命大幅度延長，已經超過八十歲，但停經年齡仍和以前一樣，維持在五十歲左右。

也就是說月經停止以後，在缺乏女性荷爾蒙的狀態下，女性要繼續活三十年以上。

那麼，更年期從什麼時候開始的呢？

當然與停經年齡有關，可是卵巢機能的減退在四十～四十四歲時已經開始了。此外，更年期障礙的典型症狀，血氣上沖或發燙等發症狀態，在四十歲時即已開始。

綜合考量的話，更年期平均應該是在四十～五十五歲之間。

卵巢機能減退是更年期障礙的主要原因，但除此之外，家族、社會環境因子、精神性因子等各種背景因子也有關，複雜地糾纏在一起而引起更年期障礙的各種症狀。

⊙更年期障礙的多樣化症狀

更年期障礙一般是指停經前後的不定愁訴的總稱，然而因人而異，症狀與期間有很大的差距。

更年期障礙會出現的症狀簡單說明如下：

像由血管運動障礙所引起的典型症狀就是血氣上衝、發燙，顏面潮紅，臉發燙，可是手腳和腰發冷。

雖然時期稍有不同，女性和男性一樣隨著年齡增長，腰部會發冷，發燙的感覺大概只有四十歲以上的女性才有，很明顯的這是與老化不同的現象。

此外，容易流汗，汗水不斷滴落也是容易有的症狀。

神經障礙症狀則包括皮膚的發麻感、發癢、知覺過敏等，味覺或嗅覺的異常、平衡感覺的異常等。不過，歐美女性和國內女性的症狀稍有不同。

另外還會有頭痛的症狀，受到天候影響，尤其是在陰天或下雨天時，頭痛強烈。還有頭昏眼花和耳鳴等症狀。

精神障礙方面包括失眠、憂鬱、畏縮、內向性、不安、焦躁、易怒、非社會性、恐懼感、判斷力減退等症狀。

至於泌尿器官的症狀則是頻尿、尿失禁，加上尿道粘膜萎縮所引起的尿道炎或膀胱炎等。這些排尿障礙的原因是雌激素減少而導致尿道上皮萎縮所造成的。雌激素本身對於排尿的構造也會造成直接的影響。

關於性器官方面，由於雌激素減少，導致整個性器萎縮，白帶增加，性交時覺得疼痛，或是出現萎縮性陰道炎、老人性陰道炎等。

此外，會出現皮膚萎縮的現象，不只如此，皮下脂肪和乳房也萎縮了，這些容姿的變化，使得女性在更年期來臨時會有種痛苦的感受。

這種逐漸老化的肉體變化現象，對於精神也會造成極大的影響，也就是說造成精神機能障礙，先前說的不安、憂鬱等不定愁訴就會出現。

最近，成為中高年齡層女性死亡原因的動脈硬化症和虛血性心臟疾病的頻度上升了。

另一方面，更年期前的女性罹患高血壓症的頻度或心血管疾病的機率，與男性相比非常的低，換言之，到了停經年齡，兩者之間的差距似乎消失了。

這些疾病的發症要因之一是高脂血症，但是根據推測，到了更年期，雌激素減少，對於膽固醇代謝也會造成影響。

在更年期以後還會出現骨質疏鬆症的症狀。原本雌激素能夠直接作用於骨，保護骨骼免受破壞，但當雌激素減少時，保護作用消失，結果骨容易受到損壞。

更年期障礙會出現在全身的各個部位，而且症狀多樣化，到達這個年齡的女性當中，有不少人度過一段痛苦的時期。

⊙利用石榴度過更年期障礙

更年期障礙的症狀雖然不同，但是女性都會經歷，因而萬分煩惱的人不在少數。

一旦罹患更年期障礙，由於雌激素減少，引起月經異常，因此，就會出現容易興奮、失眠、容易焦躁、頭痛等精神神經障礙。此外，血氣上衝、發汗、心悸等血管運動障礙，或是泌尿生殖器官的萎縮、骨質疏鬆症、脂質代謝異常等都會出現。

這些障礙互相影響，女性就慢慢邁入老年期。

由此可知，由於卵巢機能減退而引起的更年期障礙，具有各種變化，對女性造成精神和肉體上的煩惱。

現在在醫院為了維持精神穩定而進行的臨床更年期障礙治療，主要是採用荷爾蒙療法，也就是雌激素補充療法，這是利用藥物彌補人體缺少的雌激素。

但是如前所述，荷爾蒙療法是長時間持續的治療法，而且經口投與可能引起胃腸障礙、肝臟障礙等副作用。

長期投與十年以上的副作用是乳癌發症的增加，這點相當可怕。此外，也會造成子宮內膜增殖作用，因此子宮內膜病變，甚至有發生子宮內膜癌的危險性。

最近改變為經皮投與的敷劑，但是敷劑會出現接觸性皮膚炎，因此，雌激素療法的效能雖然不錯，可是普及度並不高。

根據某項調查顯示，更年期障礙治療所使用的雌激素補充療法佔整體的五二%，比例依然較多，而利用其他的精神安定藥進行的治療佔十·五%。這種精神安定藥主要是用來治療焦躁、不安等不定愁訴，是一種對症療法，不是根本的治療。

此外，也會使用漢方藥來治療，這也是一種對症療法，例如顏色潮紅或焦躁使用加味逍遙散，發汗使用六味丸，心悸使用當歸芍藥散等，必須配合症狀使用處方。

荷爾蒙療法的副作危險性，以及對症療法的煩惱，導致很多女性認為「更年期障礙就是要忍耐」。

這時石榴就是最佳夥伴。石榴中所含的雌激素有助於幫女性度過更年期障礙。

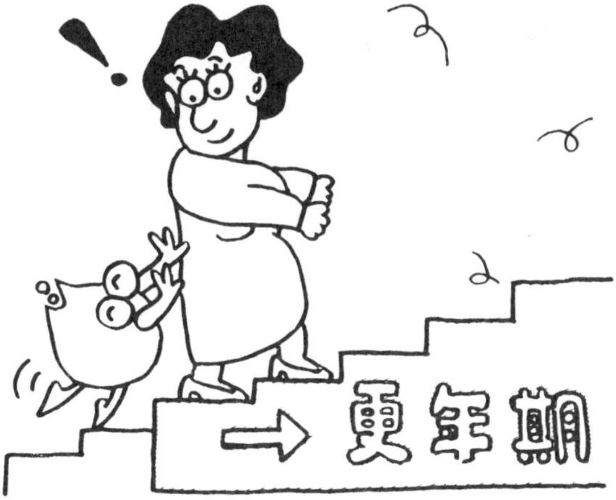

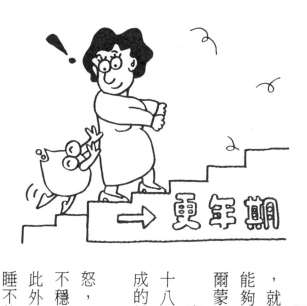

經常喝石榴汁，不要當成藥物服用，就不必擔心女性荷爾蒙會攝取過多，能夠適度補充女性荷爾蒙，就可恢復荷爾蒙平衡。

高中老師O女士（五十歲）已有二十八年的教學經驗，她因為更年期所造成的精神不安而感到煩惱。

「年輕時在生理前就容易焦躁、發怒，最近與生理期無關，精神通常都會不穩定，我想這可能是更年期障礙吧。此外常在清晨四點自動醒來，老是覺得睡不夠。

得到石榴精後，用燒酒稀釋十倍做

成石榴酒，每天晚上睡前喝一小杯，結果睡眠良好，最近情緒穩定多了。」

雌激素本身具有抗憂鬱作用，因此如果心情不好或出現不安感，可以藉著石榴獲得鎮靜劑的效果。

藉著對身體各症狀進行對症療法，同時利用石榴療法達到安定精神的效果，就能得到更好的結果。

不要認為更年期障礙過一段時間就會消失，因為實際上女性在停經後平均還要活三十年。

女性邁入更年期時，必須從社會、經濟、身體、精神等各種角度來檢討自己的人生，所以更年期可說是重新設計停經後三十多年人生的時期。

具備這種積極的思考，首先身心要保持健康，因此石榴益形重要。以石榴為友，積極地度過障礙及以後的生活吧。

⊙治療臉面發燙、發汗

家庭主婦T太太（四十八歲）有陣子突然臉發燙、發汗，每天都過得很不順心。

「最近臉面突然發燙，額頭冒汗，就算什麼都不做也會覺得不舒服，結果真的心悸非常嚴重，坐立不安，只得躺了下來。

使用家庭用血壓計測量血壓而無異常，我想這是更年期障礙。應該不必上醫院，但是放任不管，症狀又一直出現，覺得很不舒服。」

T太太和朋友談到這事，朋友建議她使用石榴精。

「用烏龍茶泡三~四茶匙的石榴精，每天早上飲用。一個月後忘記了不舒服的感覺，而且不再突然覺得發燙了。」

由此可知，還不需要到醫院接受荷爾蒙療法的輕症更年期障礙，利用石榴非常有效，可謂未雨綢繆之法。

石榴中所含有的女性荷爾蒙，如果不攝取幾個種子的分量，則其量非常的少。所以只要不是直接吃，完全毋需擔心副作用的問題。

將一匙石榴精用冰涼的礦泉水調拌，做成石榴汁來喝，在不知不覺中就能補充女性荷爾蒙。

⊙防止智能衰退的雌激素

老人痴呆症和早老型痴呆症的確令人困擾，因為才發生的事一下子就忘了，連親戚家人也不認識了。

雖然還沒有獲得體驗談，但石榴可能真的對早老型痴呆症有效。根據最近的報告顯示，女性荷爾蒙雌激素能夠防止智能的衰退。

早老型痴呆症的患者，女性比男性更多見，這可能是因為其發症和女性荷爾蒙有關。

停經期一般會產生不安感、憂愁等不定愁訴，但先前說過雌激素可當作抗憂鬱藥，有效地治療這種「憂鬱」狀態，此為經由醫學確認的事實。

如果不進行雌激素治療，這種「憂鬱」症狀繼續進行的話，會導致智能減退，甚至可能進行為老人痴呆症。

雌激素經由實驗證明能夠防止智能的衰退。

加拿大西安大略大學的基姆拉博士，以停經期和停經後的女性為對象，實施是否能夠迅速認識周遭的事物、正確地寫文章等各種包括記憶力在內的智能調查。結果發現接受雌激素治療的女性比沒有接受的女性，測試的智商高出很多。

這並不是因為雌激素的抗憂鬱作用去除了憂鬱狀態，使心情高揚所產生的結果，而是雌激素本身具有防止智能減退的作用。

此外，停經後出現早老型痴呆症的女性，投與雌甾酮或雌甾二醇等雌激素之後，注意力和方向感、情緒、社交性等都得到改善，而且痴呆症狀亦能加以抑制，這一報告是由洛克菲勒大學和京都府立醫科大學提出來的。在一九九六年十一月召開的全美神經科學學會中，發表雌激素對女性早老型痴呆症非常有效的治療結果。

原因何在？目前不明，但是早老型痴呆症的發症原因之一就是腦內含有乙酰膽鹹物質的神經受損所造成的。可能雌激素能使腦內的乙酰膽鹹量增加，使神經細胞有效利用乙酰膽鹹吧！

此外，最近的報告推測其構造可能是含有乙酰膽鹹的神經細胞能夠得到來自雌激素的營養素吧！雌激素供給神經營養素，保護受損的神經，而受損的神經細胞又可以生出新的神經枝，再度發揮機能。

不只是更年期障礙，當焦躁、不安或覺得心情不好時，含有許多具抗憂鬱作用的雌激素的石榴能夠發揮效果。

印度最老的醫學書『阿尤爾威達』中也說，石榴是使精神爽快的食品，具有鎮靜作用，亦可當作健腦藥。

此外，回教的開祖穆罕默德（五七一—六三二年）推薦石榴，因為它具有「去除憎恨、嫉妒情緒的效果」，也就是說石榴具有如鎮靜劑般的作用。

女性荷爾蒙雌激素不僅能夠使女性像女性，同時與智能和精神機能的提升有密切的關係，含有雌激素的石榴，的確是能夠幫助人類發揮智能和精神作用的果實。

⊙消除生理不順

現代女性同樣身處職場，在社會上非常活躍，每天也過著忙碌的生活。

因此，女性的身體也暴露在荷爾蒙平衡瓦解的要因中，不得不過著不規律的生活，利用速食食品造成營養偏差，在日常生活中慢慢積累下來的疲勞，各種身體的、精神的壓力，都會成為荷爾蒙平衡瓦解的要因。

事實上在現代社會中，女性荷爾蒙平衡在體內能夠發揮機能的女性相當少，由於荷爾蒙平衡瓦解而引起的厭食症、過食症、不安症、憂鬱傾向等精神症狀，的確使很多人愈來愈煩惱了。

例如，厭食症就是年輕女性因為減肥而食用減肥食品，或拒絕吃東西而引起的症狀，體脂肪減少的結果是女性荷爾蒙的分泌受到抑制。其實女性的脂肪比男性多，不單是為了保溫而已。

此外，最近距離更年期還很遠的十五～二十歲的年輕女性也出現很多生理不順，甚至生理期停止的例子。

身處每天不得不和壓力搏鬥的現代社會，含有雌激素的石榴可以當作健康自然食物，尤其是更年期障礙或生理不順等女性特有的症狀，更可以利用石榴。

Ｋ小姐（二十八歲）是位ＯＬ，相當忙碌，藉著喝石榴精從生理不順中解放出來。

「我平常就有生理不順的煩惱，在生理期遲到時覺得很擔心，因而焦躁，將石榴精稀釋十倍當成果汁飲用，生理期能夠提早。

比較順利時，有時生理週期也會拖延一個月以上，可是開始喝石榴精到第二個月，居然兩週來一次，讓我嚇了一跳，不過後來就非常順利了。現在我絕不會放棄石榴了。」

包括古希臘、印度和中國，在遙遠的古代就用石榴治療生理不順、子宮出血或白帶等女性特有的症狀。

不過當時並不知道石榴中含有女性荷爾蒙，更不知道其他有效成分，但從紀元前就已經看穿石榴的女性荷爾蒙作用而加以利用的古智者，的確令人佩服。

⊙希望更像女性

女性不僅會分泌女性荷爾蒙，也會由副腎皮質分泌男性荷爾蒙。而男性的男性荷爾蒙則是由睪丸及副腎皮質分泌。

青春期時，副腎皮質的機能急速提高，男性荷爾蒙分泌旺盛，這時會變成何種情形呢？

男性原本就會從睪丸中大量分泌出男性荷爾蒙，而副腎皮質分泌的男性荷爾蒙稍微增加的話也無所謂，問題出在女性。如果男性荷爾蒙突然增加，就會造成女性的男性化。

最明顯的就是體毛加深，此外，骨骼變得像男性，缺乏女性特有的柔美，對女性而言是一大困擾。

這時，石榴可以補充女性荷爾蒙。受到男性荷爾蒙的壓抑而無法發揮

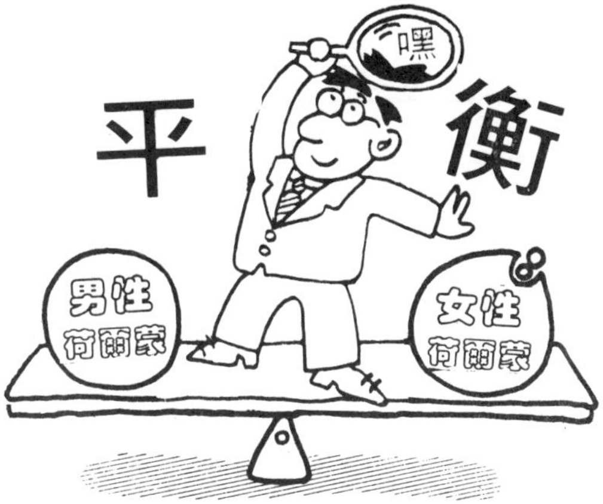

作用的女性荷爾蒙，可藉由石榴來彌補，不僅能夠阻止因為男性荷爾蒙的作用而造成的男性化，同時更能增加女性的魅力。

例如，女性的象徵乳房會增大。

⊙預防掉髮、禿頭或白髮

由上已知石榴對女性是非常有用的水果，事實上，石榴對男性也具有非常好的效果。

如同女性體內有男性荷爾蒙，男性的睪丸也會分泌出女性五分之一的微量女性荷爾蒙。

聽到女性荷爾蒙，大家會聯想乳房增大、精力衰退、鬍鬚變少、皮下脂肪積存等現象，因而擔心失去男性的魅力。不過，只要女性荷爾蒙的量適當，並不會出現這些女性現象。

男性荷爾蒙與女性荷爾蒙巧妙地保持平衡，人類才能得到健康。但在壓力較多的現代社會，這種平衡瓦解的男女不在少數。

萬一這種平衡瓦解，在人體各部位都會出現不良的影響。例如，在男性身上最典型的症狀就是禿頭，這是男性荷爾蒙過多而引起的結果。

當然也可能因為遺傳或環境而引起，不過大多數的男性隨著年齡增長，額頭的髮際會逐漸後退。事實上，成人男性大都有禿頭的煩惱。

新聞記者B先生（三十三歲）就有禿頭的煩惱。喝了石榴汁後，燃起一線希望。

「大學時代頭髮相當蓬鬆，哪知就職之後逐漸稀疏，從額頭開始，現在只剩下一半，形成條碼狀態。

將石榴精稀釋八倍，飲用石榴汁大約三個月，雖然尚未長出蓬鬆的黑髮，已延遲掉髮的進行速度。

往年從春天到夏天時會大量掉髮，但是藉著石榴汁的照顧，現在已經遏止了掉髮的現象。」

有句話說「頭髮是女人的生命」，因此女性對毛髮的煩惱更為深切，都希望擁有一頭烏黑亮麗的秀髮，因此白髮就成了夢魘。石榴對女性的白髮也具有效果。

擔任OL的R小姐（二十五歲）在染髮的風潮中，將頭髮染成茶色，藉此掩飾白髮，但在遇到石榴汁後，不需要掩飾也見不到白髮了。

「我從十幾歲開始就因為白髮很多而感到煩惱，最近把頭髮染成茶色，比較不需要那麼擔心了。但是白髮多，看起來顯得老態。

白髮在精神疲累時會增加，而我從事電腦工作，當遇到一些困難的程式時，在公司加班，額頭的白髮就會冒出來，教人看了觸目驚心。

當然，我也不斷地預防白髮，每餐都會攝取海藻類，同時使用弱酸性洗髮精。」

某日，她的一位朋友建議使用石榴精。

「石榴精對嗜吃甜食的我而言太酸了，因此用水稀釋八倍，或用蘇打水稀釋七倍，每天很有耐心地嘗試。

大約一個月後，有天晚上熬夜寫程式到隔天早上，在洗臉時照鏡子發現『咦，今天白髮不明顯吔』，我原本以為是壓力緩和的效果，後來想到應該是石榴的效果。」

不只是R小姐，很多人都有這樣的經驗。

像第三章介紹過的I女士，有一天從美容院回家，丈夫說：「妳染頭髮啊？」當然，她並未染頭髮，可是在自己並未察覺的時候，石榴就已經發揮了作用。

⊙改善前列腺肥大症

石榴中所含的女性荷爾蒙對中高年齡層的男性而言，也具有改善前列腺肥大症的效果。

稱為前列腺內腺的部分發生小結節，經過一段時間後成為瘤而壓迫尿道，引起排尿困難的疾病就是前腺肥大症。繼續進行的話殘尿較多，排尿次數增加，放任不管的話可能引起腎不全等。

自由作家M先生（三十二歲）就遇到前列腺肥大的疼痛突然來襲。

「編輯朋友對我說：『你最近常常上廁所啊』我才察覺到這一點，這一年來，參加宴會時每隔五分鐘就起身上廁所。我擔心自己身體有毛病，趕緊去看醫生，經診斷是前列腺肥大症，要服用藥物。

但是藥物中含有嗜睡成分，讓我無法工作。我的工作時常需要熬夜，卻想睡得不得了。

我用水將石榴精稀釋六倍，成為石榴汁，在工作前三十分鐘喝。以往每隔三十分鐘就上廁所，現在兩小時才去上廁所，而且疼痛緩和，也不會想睡覺，真是至寶。」

石榴之所以對前列腺肥大症有效，是因為它所含的雌激素具有抑制前列腺肥大的效果。

目前醫院在臨床上用來治療前列腺肥大症的藥物大都含有合成雌激素，因此，利用石榴當然可以緩和前列腺肥大症。

⊙當成疲勞男士的強壯、回春劑

性生活是男女情愛表現的重要一環，但是最近，無性生活成為問題，不只是中高年齡層，就連年輕夫妻和情侶間也有這種情形。

石榴為什麼會對無性生活有幫助?這是因為石榴具有催情效果,在古希臘、羅馬、埃及所使用的醫學書『藥物誌』和『博物誌』中,以及印度最古老的醫學書『阿尤爾威達』裏都有這樣的記載。

上班族U先生(三十四歲),因為無性生活而感到煩惱,遇到石榴精之後,成功地再次喚回夫妻之間的春天。

「我們可說是無性夫婦。妻子忙著照顧三歲的兒子,而我則因工作的關係,回家大都已是半夜了。夫妻相處的時間銳減,不僅很少說話,就連晚上也不常做愛了。

後來,我們都將石榴精稀釋七倍,飲用石榴汁,原本因疲勞而不願和我做愛的妻子,最近都會主動催我。而我的持續則增加為平常的兩倍。石榴真是太棒了,不禁想要生第二個孩子。」

不只是U先生,這種「增強精力」或「做愛的次數增加」的體驗談不在少數。

對男性而言，酸甜的石榴果實能夠防止禿頭，同時可以幫助增強精力，回春。

石榴自古以來就被用作治療早洩。在『博物誌』、『藥物誌』、『阿尤爾威達』中，認為石榴是男性的強壯劑，對陽痿和早洩有效，同時可以當成治療女性生理不順的生殖不能治療劑。

⊙過著充實的夫妻生活

中高年齡層的男性攝取石榴，結果增強精力，性生活產生變化，對於停經後的女性而言，這也是可喜的現象。

為什麼呢？答案是藉著性行為，女性的雌激素量會增加。

男性的精液不只含有男性荷爾蒙睪甾酮，同時也含有女性荷爾蒙雌激素。

女性荷爾蒙雌激素的有效性

作　　用	適　應　症　狀
子宮成長、陰道角質化 懷孕的準備、維持 荷爾蒙平衡的維持 抗憂鬱作用 抗痴呆作用 神經成長作用 抑制前列腺肥大作用 抗前列腺癌作用	壓力性荷爾蒙平衡失調（女性）（生理不順、不孕、拒食所引起的消瘦） 更年期障礙（女性）（焦躁、失眠、頭痛、血氣上沖、發汗、心悸、頻尿、尿失禁、尿道炎、膀胱炎、骨質疏鬆症、性交時疼痛、白帶、憂鬱、不安感、高脂血症、高血壓、動脈硬化、狹心症） 前列腺肥大（男性）、前列腺癌（男性）、禿頭（男性）、白髮（男女）、性慾減退（男女）、老年性痴呆症（痴呆、男女）

日本岐阜大學的婦產科教授玉舍先生說，一次性交時的精液量為二・五毫升，進入陰道內的睪甾酮為〇・八一毫微克（毫微克是一億分之一公克），雌激素二八微微克（微微克是一兆分之一公克）。

因此，經由精液進入陰道攝取到女性體內的雌激素量雖然少，卻不能忽視。

俗話說「女性的性慾至死方休」，但是女性與男性不同，停經後性慾會減退。六十歲以上的女性八〇％弱性慾減退的現象非常顯著，性交次數減少。

最近，中高年齡層及老人的性生活問題經常被拿出來討論，性慾減退的確是一大問題。

感覺到性慾減退時就可以攝取石榴，這樣便能補充雌激素，雌激素增加就能提高男性和女性的性慾。努力進行性交，又能使得雌激素增加。

在完全不知道女性荷爾蒙的古時候，不論東方或西方，都將石榴視為多產、豐饒、子孫繁榮的象徵，還加以崇拜，這的確是不可思議的事情。

平常吃石榴的女性，也能充分發揮女性的機能，經由這個客觀事實，就能知道石榴擁有極高地位的原因了。

總之，石榴可說是男女愛的交歡與懷孕的象徵，是名至實歸的植物。

第五章 石榴雜學

⊙經常出現在舊約聖經中

石榴是隨著人類文明而誕生的果樹，其珍貴在許多古書中都有記載，成為史跡流傳下來。其中在舊約聖經裏，石榴經常出現，以下列舉部分。

亞當和夏娃被趕出伊甸園是因為他們偷吃「禁果」，根據『創世紀』的敘述，是「知善惡之樹」、「生命之樹」、「智慧之樹」，並沒有特別說是哪種樹。而在伊甸園中，的確栽培著蘋果、葡萄、石榴、椰棗、無花果。

石榴和蘋果都是多產、子孫繁榮的象徵，因此也被視作「知識之樹」，所以有很多人認為，使亞當和夏娃結合成為人類之源的禁果可能是石榴。

大祭司進入聖所來到主的面前，一定要在祭服之下穿著青色的衣服，其下襬周圍交互排列著以青、紫、緋色做成的石榴和金鈴（『出埃及記』

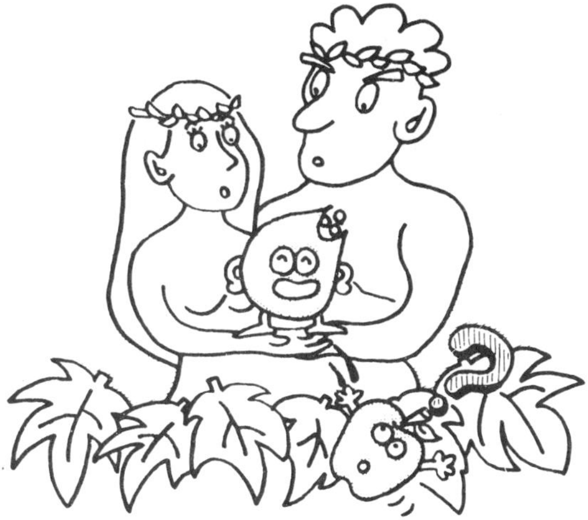

）。

金鈴的聲音響起，表示主赦免了死罪，也就是說，石榴被視為作避災禍的果實。

摩西奉主人之命令，將以色列人帶到卡南地，在埃休克爾谷摘取石榴、無花果、葡萄，得到平安。

但是到達當地時，大家看到一片荒蕪的漠野，都感嘆地說：「為什麼要把我們帶到比埃及更不好的地方來呢？這裏沒有種子可以播種，沒有石榴，沒有葡萄，沒有無花果，也沒有可以喝的水。」於是和摩西起爭執（『民數記』）。

主人耶和華賜眾人的美地（良地）應該是「有潺潺流水，有泉，有水塘。有大麥、小麥、葡萄、無花果、石榴之地。有橄欖油和蜜之地」（『申命記』）。

此外，『豪蓋書』中也說：「請想想今後的事情，種子還在穀倉裏，葡萄樹、無花果樹、石榴樹、橄欖樹還沒有結果。」

由此可知，百姓能夠居住的「好土地」的條件之一就是必須栽培石榴，因此，石榴是支撐生命的重要食物。

⊙豐饒與子孫繁榮的象徵

象徵豐饒的石榴也象徵一家一族的繁榮。

以色列的所羅門王（西元前九七一—九三二年）耗費十三年的歲月在黎巴嫩的森林建造偉大的宮殿，誇耀其權力。宮殿中最引人矚目的兩根柱子上，其頂排列著兩百個青銅製的石榴果實（『列王記』『歷代記』）。

石榴之所以成為子孫繁榮的象徵是因為它的種子很多。先前敘述過，根據現代的研究發現，石榴果實中含有大量的女性荷爾蒙。這或許是巧合，但很不可思議。石榴也是男歡女愛的象徵，只要看看舊約聖經中敘述所羅門王與新娘之愛的『雅歌』就知道了。

妳的唇如紅線
妳的口滋潤
妳的臉頰後方
有石榴破片
孕育妳的
是結出最美果實的石榴園……

我們一早就去葡萄園
看看葡萄樹是否發芽
看看花朵是否盛開
看看石榴花是否盛開
在此將我的愛獻給妳……

我引導你
帶你到孕育我的母親家裏
讓你喝下
混合香料的葡萄酒、石榴果汁……

在西元前十四世紀，埃及茲湯卡門王墳墓的埋葬品中，大都使用象徵豐饒與多產的石榴為主之設計。

古希臘詩人荷馬（西元前九世紀）的作品『奧迪賽』中歌詠石榴是「天堂的樂園之樹」。

荷馬是位吟遊詩人，曾遍歷希臘諸國，當時希臘人認為這個果實是由愛之女神阿夫洛迪提帶到希臘的。石榴象徵豐饒。

回教經典『可蘭經』中也經常出現石榴及無花果。

偉大的真神阿拉為了向眾人展現神力，將許多效能集中在一種果實中，而其象徵就是石榴。可蘭經中將石榴視為領悟的象徵，定義為開拓領悟之路的人的偉大象徵。

⊙也是愛與懷孕的象徵

在歐威迪烏斯的『轉身物語』中，有一段由石榴扮演決定性角色的「普爾特之戀，凱雷斯與普洛塞斯皮娜」。

宙斯和凱雷斯（豐饒女神）所生的女兒普洛塞斯皮娜對冥界之王普爾特看到後一見鍾情，強擄她至冥界。凱雷斯知道後，請求宙斯答應誘拐女兒的普爾特成為他們的女婿，讓女兒能夠再回到地上。宙斯聽了她的請求就說：「按照規定，如果普洛塞斯皮娜沒有接觸到冥界的食物，我就讓她回來。」

但是普洛塞斯皮娜犯了規定，在美麗的庭園中散步時吃了石榴果實，因此她無法完全回到地上，只好在地上與地下生活，成為「冥界的女王」和「大地與豐饒的女王」。

這個故事或許會讓大家以為石榴是冥界的果實，不過孕育穀物的種子造成豐碩收穫的大地，這神話讓人了解到石榴在冥界和大地有很多的種子。

普洛塞斯皮娜是大地與豐饒的女神，是穀物的象徵，而這個神話也反映出「穀物種子從地中冒出發芽、結果」的事實。

此外，普洛塞斯皮娜吃了石榴果實，而懷有普爾特的孩子，在此石榴又象徵著愛的交歡與懷孕。

「種子本身死了，卻有新芽冒出」這種希臘神話在基督教則被轉用為死與復活的教義，也就是說石榴成為再生與不死的象徵。

不只希臘神話，羅馬神話也將石榴視為多產、豐饒的象徵。最高女神茱諾（希臘神話中宙斯的妻子）是婚姻與財產的女神，是女性與婚姻生活的保護者，而她最喜歡的就是石榴。

此外在土耳其，新婚婦人將石榴丟到地面，利用破裂後飛散出來的種子數目占卜自己會生幾個孩子。

⊙在中國視為吉祥物

中國有關石榴的傳說很多，直到現在仍認為它是最佳的果實。同時還留下將石榴樹種在鬼門的方位驅魔的風俗習慣。

八月十五日是中秋節，要用石榴果實祭拜月亮。在重陽節（農曆九月九日）要在用麵粉或糯米粉做成的饅頭中夾石榴種子、栗子、銀杏、松子，擺在贈禮上，這在宋代『張俊供進御筵食單』中有記載。

由於石榴種子很多，中國同樣有很多生子信仰與其相關，視作子孫繁榮的象徵。石榴和蓮子在結婚典禮的喜宴上作為裝飾。

可以說石榴是節慶和祝賀新婚不可或缺的吉祥物。

另外，關於石榴的稱呼也各有不同。道教認為人體內有三大惡蟲，而石榴能夠加以控制，故稱為三尸酒。

廣東地方由於它具備色香味，而將其稱為「女人狗肉」。

石榴果皮可作為漢方藥，果實可以生吃，或當作醋和酒的材料，樹根和果皮都可以用來染白髮。

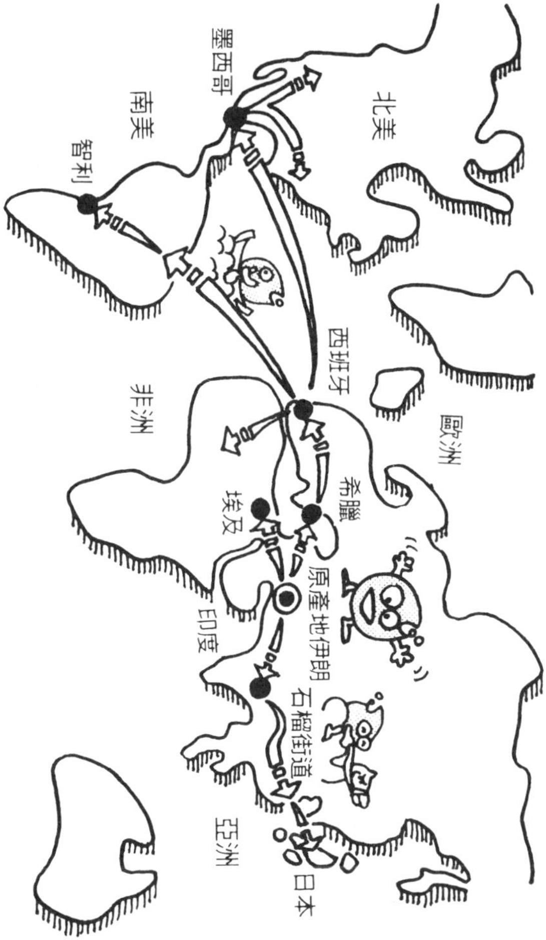

石榴在世界上的分布情形

⊙從東方傳到世界

石榴的原產地是伊朗（波斯）、阿富汗附近的小亞細亞。伊朗周邊的石榴種，與無花果和葡萄同樣是史前時代就開始栽培的果樹，因此備受重視。

原產國伊朗直到現在，全境皆可看到石榴樹。樹齡兩百年仍可結實的石榴園，被視為重要的財產，代代相傳。

看起來彷彿戴著皇冠的石榴被喻為「果實之王」，受到伊朗人喜愛，足見其效能之偉大。吃果實、喝果汁、把石榴酒當作餐前酒，淋在烤羊肉上或作為沾醬，是每天飲食生活中不可或缺的食物。

石榴不僅是食物，同時也是具有傳統歷史的高貴果實，是神聖的植物，幾乎所有的波斯地毯上都會使用以石榴花蕊或果實為主題的設計。

波斯人對於神秘的石榴紅色，認為是生命的泉源「血液」，而加以崇拜。

隨著回教信徒移動，石榴的栽培地區逐漸擴散開來，以色列、希臘、埃及、敘利亞等東方地方，以及西班牙、義大利等地中海沿岸的南歐，北非等地，都廣泛栽培石榴果樹。

後來隨著新大陸被發現，也遠渡到中南美、墨西哥，甚至擴展到北美。廣泛存在於世界的石榴，因各地的風土、地理條件及歷史、宗教背景的不同，而產生了各種變化。例如西班牙的國花是石榴花，可說是阿拉伯民族侵略結果的象徵。

有人說石榴品種只有兩種，在植物分類學上是非常罕見的一群，但是事實上世界各地已有五十種以上的品種。

中國的華北、華中地方將石榴樹當作果樹、花木栽培，較大的果實稱為大果品種，一個的重量大約是五百～七百公克，著名的大果品種是水晶石榴、剛石榴、大紅石榴等。

阿富汗有將種皮內部木質化的無子石榴，此外，在印度洋的索克特拉島還有別種的自生石榴。為何自生當地，卻是不得而知。

美洲大陸的美國佛羅里達、喬治亞、路易斯安納、加州等地及南美的智利之溫暖地帶皆有栽培，可能是隨著傳教士的活動，經由西班牙而從墨西哥進入。

現在澳洲也栽培石榴。

西方大都將果實整個吃下，或做成雞尾酒材料石榴露。

⊙石榴是「卡爾達格的蘋果」嗎？

石榴學名 Punica granatum，Punica 意思是「卡爾達格的」。

卡爾達格是現在的突尼西亞，是北非的古代都市國家。西元前二六四

～二〇一年的PUNIC戰爭中，被羅馬滅亡。而PUNIC就是羅馬人對卡爾達格人的稱呼。

這個學名會讓人以為石榴是卡爾達格地方的果樹，但是原產地在波斯（現在的伊朗）的說法較為有力。

granatum 的意思是「塊狀的」。古羅馬將石榴稱為意思是「粒狀果實」的 pomme granatum，或者簡稱為 granatum。

英文的石榴在十七世紀稱為「卡爾達格的蘋果（Punic apple）」，現在則叫作 pomegranate。

德文稱其 Granatapfel，意思是「種子多的蘋果」。

法文叫它作 grenadier，可能與當成清涼飲料或雞尾酒的材料 grenadine syrup 有關吧！

原產地伊朗則以波斯文稱石榴為 anar 或 nar，阿拉伯文稱其為 lannar。

一月的誕生石石榴石，因為顏色、形狀、光澤都和石榴類似而得名，石榴石又有「喝的寶石」之別稱，也許這種說法就會讓人想起石榴石。

⊙石榴為何寫作「石榴」？

西元前兩世紀的漢朝稱石榴為「安石榴」，「安石」是指波斯，也就是現在的伊朗，意即石榴是「從安石國傳到中國的瘤木」。

的確，石榴的樹幹扭曲，凹凸不平，像長瘤一樣，所以真正的由來應該是果實的樣子。成熟而裂開的石榴乾乾的，就像西域岩石重疊在一起的奇景勝致，因而讓人想像是「瘤」，由於「瘤」與「榴」的發音相同，因此使用榴這個字。

根據『博物誌』的記述，「在漢朝（西元前二世紀）張騫通西域時，得到塗林及安石國的榴種帶回，因而有安石榴之名。」

此外，當時張騫擔任外交使節，曾停留撒馬爾罕十八年，進行漢朝與西方諸國的交涉事務。有助於兩國之間友好關係的石榴可能就像日本送給美國的櫻樹一樣，具有建立友善關係的作用吧！

石榴還有錦香囊、海榴、錯石留子、百花王、血珠、海石榴等別名。

⊙日本的「石榴街道」

石榴從伊朗經過阿拉伯、阿富汗、印度，到達中國西域，在漢朝以後傳至日本，也就是經由「石榴街道」傳到日本。

根據『和名類聚抄』的紀錄，石榴在平安期以前就已傳到日本，鎌倉時代中期開始栽培，江戶時代非常普及。除了當作果汁、點心和藥用外，也在磨鏡子時使用。

由於石榴用在磨鏡子時，因而江戶時代的公共澡堂有些以石榴命名。

江戶時代的公共澡堂為了防止水冷卻，在浴缸和沖洗室之間用隔板區分，若不彎下腰來就無法通過，這個入口稱作「石榴口」，在井原西鶴所寫的『好色一代男』書中即曾加以描述。而當時用石榴果實取得的醋拿來磨鏡子，故有「鏡入」、「屈入」之稱。

在這石榴口的板子上通常畫著花鳥山水，就像現代繪在浴室牆壁上的國畫一樣，具有象徵性的作用。

不過江戶時代的公共澡堂大都是穿著衣服在裏面泡澡，因為中間有隔板，從沖洗室看不到裏面，不僅衛生方面不好，也有風氣上的問題，所以從西元一八七八年開始，逐漸廢除。

⊙日本黑暗的石榴傳承

日本對石榴的印象，就像古代歐洲一樣，不甚歡迎，這是怎麼一回事呢？傳言之一是「石榴的果肉和人肉類似」。這可能是來自鬼子母神吃石榴代替人子的傳說。

一般認為能夠給與子嗣、保佑安產、育兒的鬼子母神，是王舍城夜叉神的女兒、鬼神主之妻，傳說將其稱為訶梨帝母。

鬼子母神雖然讓人生子，卻也喜歡搶奪他人之子來吃，因此釋迦牟尼藏起她最愛的么兒，藉此訓戒她。

釋迦為了讓鬼子母神改掉吃人子的惡習，建議她改吃石榴。

後來，鬼子母神發心要遵守佛法，成為求兒、安產、育兒等祈願能夠實現的護法神，得到眾人的信仰。

鬼子母神的形象就是懷抱著嬰兒，右手拿著吉祥果，一般人認為那是石榴果實，而其神紋也是石榴。

日蓮宗也信仰鬼子母神，奉納石榴畫馬，在境內種植食用或藥用的石榴果樹。也就是說，信仰的神聖印象和一般的黑暗印象共存。

鳥取地方認為「石榴樹有鬼子母神居住，所以要種在住宅內，不可隨便砍伐」，這也是對石榴的敬意表現。

石榴的花和果實是紅色的，有些地方不願意將它供在佛壇上；相反的，有些地方則拿來當作驅魔物使用，這是因為認為石榴果實一個個消失，藉此就能消除邪祟。

一般而言，神事的石榴給人光明的印象，佛事的石榴則給人黑暗的印象。此外，有些人認為「住宅內種植石榴會有病人、火災」、「石榴樹長得比屋頂高的話，家不興盛」；相反的，也有人認為它是吉祥樹，「種植石榴樹，則家財繁盛、子孫縣延」。日本茨城縣認為「讓孩子在石榴樹下遊玩就能改掉脾氣暴躁的壞習性」，將其視為益木。

先前曾敘述過，在古希臘和羅馬，因為石榴的種子很多而將其視為豐饒的象徵，而在波斯等地認為石榴的紅色是生命的泉源，是愛的顏色，象徵不斷湧現的血潮。由這裏可以看出日本和其他國家對石榴的想法，古早的看法決定了果實日後的命運。

石榴在日本的分布情形

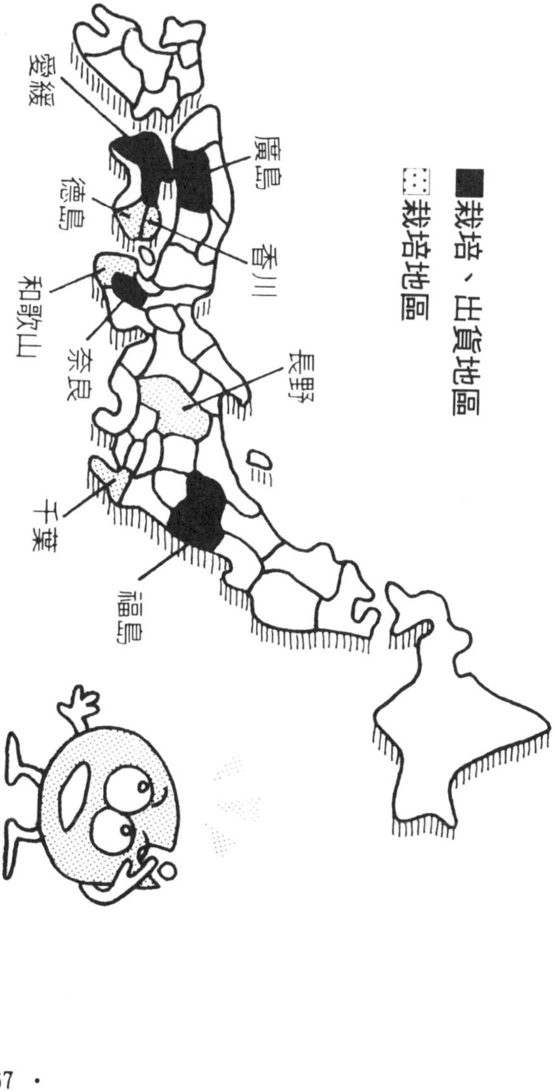
■栽培、出貨地區
⁝⁝栽培地區
愛媛
廣島
德島
香川
和歌山
奈良
長野
千葉
福島

⊙石榴在日本並非食用植物，而是觀賞植物

在日本，石榴是大家不太熟悉的果實，因為以前沒有注意，所以石榴樹幾乎都是自生自滅，沒有真正的當作食用或藥用植物而加以栽培，也就沒有進行品種改良。由於花朵美麗，值得觀賞，因此有些家庭將其當作庭木種植，既可欣賞花朵，又可食用果實。

石榴樹是西日本比東日本更多的植物，以前西日本住宅的庭院一定會種植石榴樹，因為西曬強烈的西日本，夏天黃昏可以欣賞到石榴果實獨特的風情，可以讓人聯想起東方文化所具有的穩重性，以及內側所孕育的良質文化的豐饒性。

夏天結束時，結實纍纍垂掛在枝頭，其中所具有的旺盛生命力令人震動。

第六章 石榴食譜

⊙石榴汁及其利用法

重視血液清淨概念的波斯醫學，認為石榴是淨化血液的最佳聖品，因而備受重視。波斯人不只把石榴當藥，在飲食生活中亦當作水果和料理的素材使用，充分活用石榴的美味及當成健康食品的有效性。

下面就介紹石榴汁的作法及果汁的利用法。

《石榴汁的作法》

石榴剖開，挖出種子果實的部分，置於鉢中，用榨汁機抽出果汁，或是裝入紗布袋中，用手擠出果汁，或是滾動石榴使其柔軟之後，開洞直接擠出果汁。

擠出的是原液，但沒有很濃。

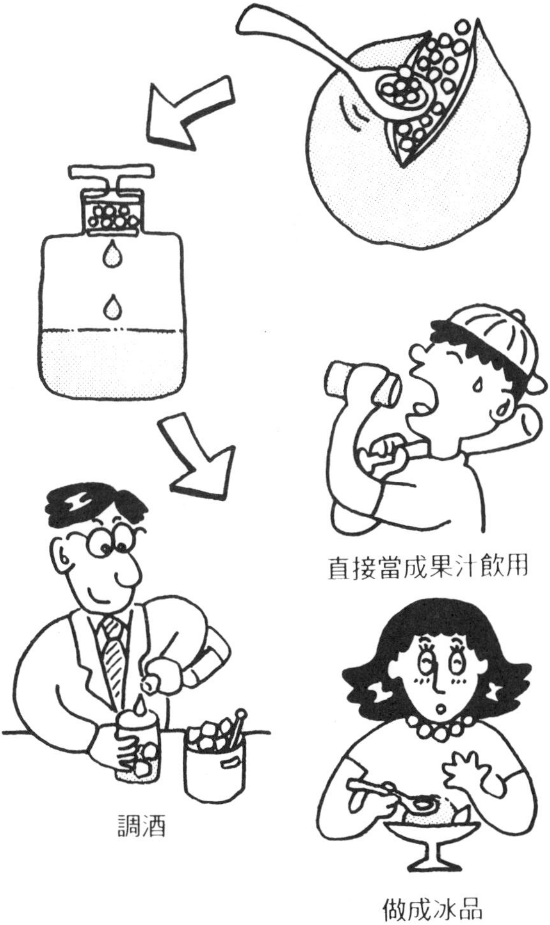

石榴汁的利用法

擠出的汁必須冷凍，在必要時解凍使用。

◆想喝時直接加入冰塊，當作果汁飲用。

◆放在適當的容器中，置於冷凍庫中，做成冰糕狀來吃。用湯匙挖出，放在裝冰糕的杯子裏，最適合用來招待客人。加進蜂蜜則添其甘甜味，即使是怕酸的人也不會排斥，適合成長者。

◆適量加入白蘭地或威士忌的水酒中飲用。女性不管是什麼年齡都會喜歡喝。或是用蘇打水調威士忌或白蘭地，然後滴進石榴汁，喝起來的感覺完全不同。

⊙石榴精及其利用法

石榴汁濃縮做成的石榴精可用在各種料理中。

◆濃縮石榴精直接用湯匙舀起來吃。

在意美容與健康而又忙碌的現代人，最適合拿這當作早餐了，具有消除疲勞的效果。

◆濃縮石榴精放入平坦的容器中，乾燥成板狀，厚度如海苔片，切成適當的大小食用。

這就好像乾燥水果，當成小孩的點心或大人的健康食品皆可。

◆在果凍或蛋糕上淋石榴精。

酸乳酪或奶油凍等女性最喜歡的食品，也可以加一匙石榴精，能夠緩和甜點的甘甜味，吃進口中相當清爽。

而且乳白色和紅色搭配，著實賞心悅目。

配合個人的喜好，也可以做成抹茶或慕斯，稍微改變一下，味道截然不同。

◆直接使用石榴精或混合奶油塗在餅乾上。

塗在餅乾上，既簡單又能促進食慾。

抹在吐司上也不錯。

◆石榴精加水稀釋，或是放些在食物中。

伊朗南部暑熱的地區，午餐都是這種食法。

盛夏時節沒有胃口，不妨嘗試一下。石榴能夠發散體熱，使身子涼爽，防止夏日懶散症。此外吃起來爽口，亦可消暑。

⊙各種石榴料理

◆石榴凍

石榴汁依個人喜好加入砂糖和檸檬擠汁，用火煮滾之後立刻放入果膠，混合攪拌後再次沸騰，讓它滾煮三十秒，迅速將上方清澄的液體倒入容器中，稍微冷卻之後送進冰箱冷藏。

◆石榴露

石榴汁中加入等量砂糖，擱置三天。用火煮滾五分鐘，過濾之後移至容器中，密封保存。

石榴露加冰水稀釋飲用，或淋在刨冰上，或淋在葡萄柚上，或作為雞尾酒的材料。

◆橄欖（去籽）醃在石榴汁中

石榴的酸甜味使橄欖更易入口，搭配魚或肉類料理。這是加勒比海周邊地區受人喜愛的健康食品。

◆石榴調味汁

做調味汁時用石榴精代替醋，能夠抑制酸味。

因為具有鮮豔的紅色，可以搭配色素較淡的蔬菜，例如土當歸、小黃瓜、竹筍、綠蘆筍等。

此外，當成調味料使用可以去除魚肉的腥臭味，還有油膩感，是非常爽口的一道菜。

可利用石榴調味汁當作酒醋。

◆用石榴汁或石榴精煮湯

①洋蔥、胡蘿蔔、馬鈴薯、番茄、西洋芹切成一公分的正方形。此外，尚可加入四季豆、蘿蔔、蕪菁等或是豆類罐頭。

②熱鍋後倒入沙拉油，將切成一公分長的培根和①的蔬菜一起拌炒，炒至蔬菜軟後關火。

③鍋中加入清燉肉湯，煮滾之後撈除澀液，再用小火煮。

④待蔬菜軟後，按個人喜好加入石榴精，用鹽、胡椒調味。

這種叫做「阿休」的什錦蔬菜湯，冬天時可溫熱身體、滋補元氣，夏天可以發散體熱、防止夏日懶散症。

尤其適合當作病中、病後的飲食。

◆飛山江（二～三人份）

①帶骨雞腿肉二～三根切塊，撒上鹽、胡椒沾麵粉，擱置一旁。

②熱煎鍋後倒入沙拉油，將一顆切成薄片的洋蔥放入炒至呈茶色，取出。

③煮鍋中放入奶油和①的雞肉，從皮面開始煎，兩面都要煎成茶色。

④加入兩粒搗碎的核桃、兩杯水，做成湯。

⑤在③中加入②的洋蔥及④的湯，蓋上蓋子煮三十分鐘，隨時撈除澀液。煮後取出雞肉骨頭。

⑥石榴精三分之一杯、砂糖一大匙混合，用小火煮十～十五分鐘。

⑦把⑥加入⑤中，加入香辛料、檸檬汁等再煮一小時，直至雞肉煮軟為止。

這是伊朗最高級的料理，通常搭配奶油飯或番紅花飯一起吃。石榴能夠消除肉的腥臭味和澀味，促進食慾。

炒過的洋蔥(1個)
湯
・核桃(2個)
・水(2杯)
炒過的雞肉
・帶骨腿肉(2～3根)
・鹽、胡椒、麵粉
香辛料
檸檬汁
・濃縮石榴精(1/3杯)
・砂糖(1大匙)

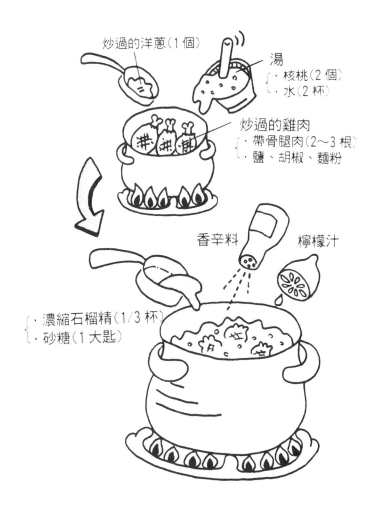

飛山江(2～3人份)

除了雞肉，也可以搭配羊肉、鴨肉等各種素材。

加入小洋蔥、胡蘿蔔、洋菇等，可以成為更豪華、更美味的食物。

◆德爾梅（二～三人份）

①高麗菜一片片剝開，用大量滾水煮，再放在簍子裏，以冷水冷卻。去除較硬的芯部分。

②熱煎鍋，放入奶油，再加進事先洗淨、瀝乾的米（二分之一杯）略炒。

③一五〇公克絞肉、切碎洋蔥四分之一個、荷爾芹一小匙放入大碗中，加入②充分混合，再加進二分之一個蛋，滴二～三滴石榴精，放鹽、胡椒略攪拌。

④把③分作數人份，依做高麗菜捲的要領做成高麗菜包。

⑤熱煮鍋後放入奶油，把④排列進去，不要有任何縫隙。

⑥倒入清燉肉湯，加入月桂葉，用強火煮十分鐘，煮滾之後加入四分

之一杯石榴精，加鹽、胡椒調味，以小火煮一小時。石榴精的量可依個人喜好做調整。

＊忙碌時，②的米可用飯代替。

這是類似中國粽子的料理，利用石榴調味的米和肉具有酸甜味，搭配蔬菜成為味道美妙的飯。

◆排骨煮石榴精（二～三人份）

①豬肉排骨四百～六百公克撒上麵粉，去除多餘的粉。

②煎鍋中熱沙拉油，在冒煙的瞬間放入①，煎成金黃色。

③把②從鍋中取出。

④再熱煎鍋，倒油。

⑤胡蘿蔔二分之一根切成碎末、洋蔥二分之一個、蒜一～二顆、培根二～三片炒成黃褐色。

⑥把⑤移至煮鍋中，加入③的排骨，加滿清燉肉湯，再倒入二分之一

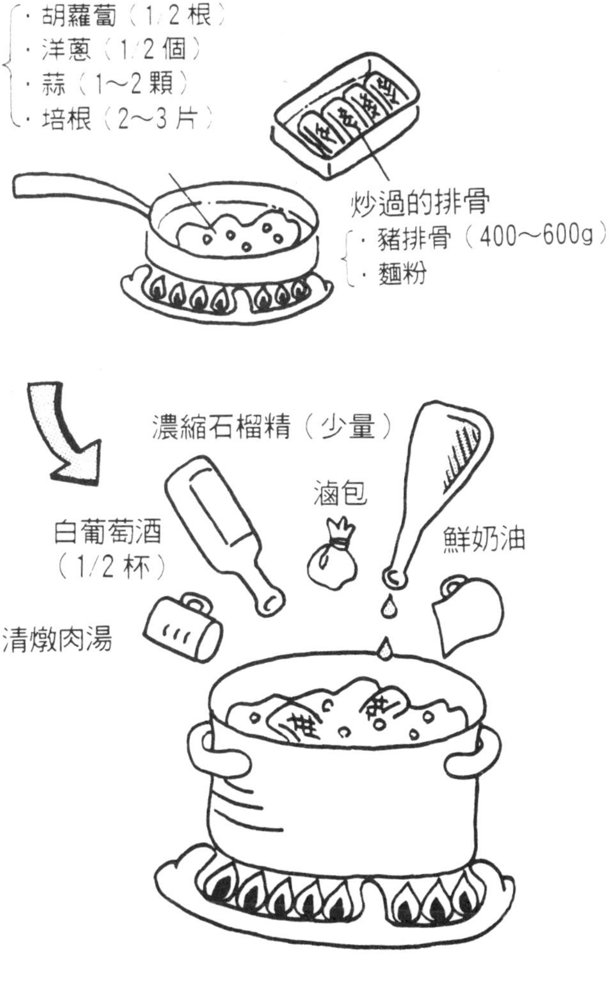
·胡蘿蔔（1/2根）
·洋蔥（1/2個）
·蒜（1～2顆）
·培根（2～3片）
炒過的排骨
·豬排骨（400～600g）
·麵粉
濃縮石榴精（少量）
滷包
白葡萄酒
（1/2杯）
鮮奶油
清燉肉湯

排骨煮石榴精（2～3人份）

杯白葡萄酒。

⑦在⑥中加入滷包，用大火煮十～十五分鐘。

⑧撈除澀液，加入少量石榴精，以小火煮至肉軟為止。

⑨石榴精的量可依個人喜好調整。如果加太多則酸味太強，必須注意。

⑩再煮三十分鐘～二小時。

⑪最後淋上鮮奶油即可。

利用石榴的酸味可使豬肉變得滑順，看起來又好吃。

為各位介紹了伊朗人喜愛的石榴料理，你也可以自由發揮創意，做出好吃的石榴料理。希望各位多多向石榴食譜挑戰。

⊙用石榴色的雞尾酒乾杯

從健康面和戀愛面來看，石榴都是很好的同伴。

下面介紹使用石榴精調製的雞尾酒。

紅色的石榴調成的雞尾酒給人戀愛的氣息，不論男女，彷彿沈迷在古伊甸園的現代風情中。

石榴果汁做成的石榴露，有美麗的紅色、酸甜的味道，是很好的搭配素材，美麗的色澤深受喜愛，所以用石榴調製的雞尾酒愈來愈多了。

在此介紹利用石榴露調製的雞尾酒。

請各位參考，按照個人的喜好來調製。

◆紅粉佳人（Pink Lady cocktail）

松子酒　45 mℓ

糖漿　10 mℓ

石榴糖漿　1TS（TS是茶匙的簡稱）

蛋白　半個

充分搖晃後倒入香檳酒杯中。

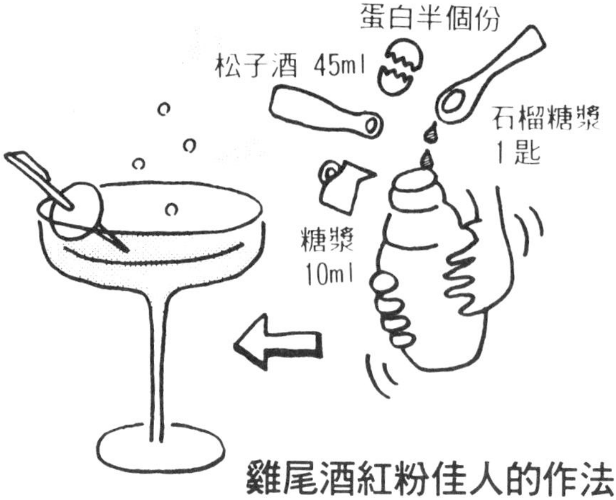
蛋白半個份
松子酒 45ml
石榴糖漿
1匙
糖漿
10ml

雞尾酒紅粉佳人的作法

紅粉佳人在雞尾酒中相當知名，但因其名太女性化，喝的人不多。

它的粉紅色是由石榴糖漿形成的，而石榴糖漿因廠牌不同，顏色或有差異。

◆苜蓿俱樂部（Clover club cocktail）

這是在紅粉佳人中加入檸檬汁調成的雞尾酒。雖然有些地方亦稱作紅粉佳人，但正式名稱應該是苜蓿俱樂部。

加入檸檬汁的口感清爽，因此使用石榴精代替石榴糖漿，也許不必藉助檸檬汁亦可造成這種感覺。

此外，用蛋黃代替蛋白的雞尾酒則叫做「皇室苜蓿俱樂部」。

◆傑克玫瑰（Jack Rose）

蘋果白蘭地 45mℓ
石榴汁（石榴糖漿）15mℓ
萊姆汁（檸檬汁）10mℓ

和冰塊一起搖晃，倒入雞尾酒杯子中。

這種雞尾酒在我國並不流行，不過被稱作七大雞尾酒之一。有不少店是購買美國產的石榴，自己做成石榴擠汁，放在冰箱中冷藏保存，以此當作材料。

◆裸女（Naked Lady cocktail）

淡萊姆酒 7/10
甜苦艾酒 3/10
杏白蘭地 1TS
檸檬汁 1TS

石榴糖漿　1TS

搖晃後倒入雞尾酒杯中。

會令人聯想到「裸女」的深紅色雞尾酒。

◆威士忌雛菊（Whisky Daisy）

威士忌　45mℓ

檸檬汁　20mℓ

石榴糖漿　2TS

搖晃後加入碎冰塊，倒進高腳杯中，加入少量碳酸略微混合，裝飾兩種季節性水果，添上吸管。

甜味較少。

◆天堂鳥費茲（Bird of Paradise Fizz）

松子酒　45mℓ

檸檬汁　15mℓ

糖漿　15mℓ
石榴糖漿　1TS
蛋白　1個

充分搖晃後倒入無腳酒杯中，放入二～三個冰塊，添滿適量的碳酸，略微混合。

起泡的蛋白中混合著石榴糖漿，形成美麗的粉紅色。

◆September Morn cocktail

淡萊姆酒　45mℓ
檸檬汁　15mℓ
石榴糖漿　2TS
蛋白（小）　1個

搖晃後倒入香檳酒杯中。

起泡的蛋白具有柔軟的味覺和濃厚的口感。

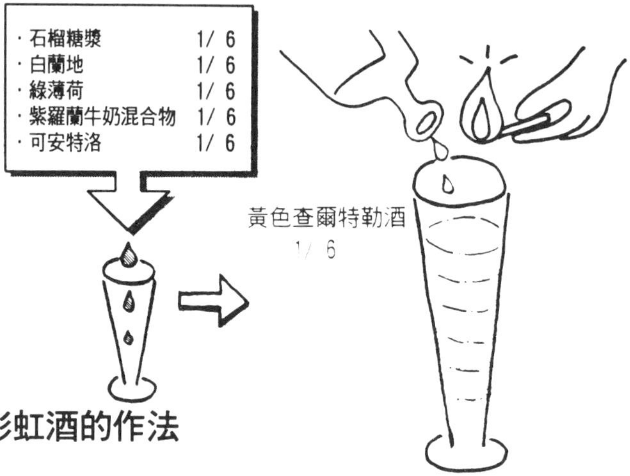

彩虹酒的作法

◆彩虹酒（Pousse Cafe）

石榴糖漿 1/6
綠薄荷 1/6
紫羅蘭牛奶混合酒 1/6
可安特洛 1/6
黃色查爾特勒酒 1/6
白蘭地 1/6

材料不要混合，依序倒入高杯中，形成層次，最後白蘭地點火，冒出美麗的火焰。

◆巴卡魯迪（Bacardi cocktail）

巴卡魯迪白色萊姆酒 6/10
檸檬汁 2/10

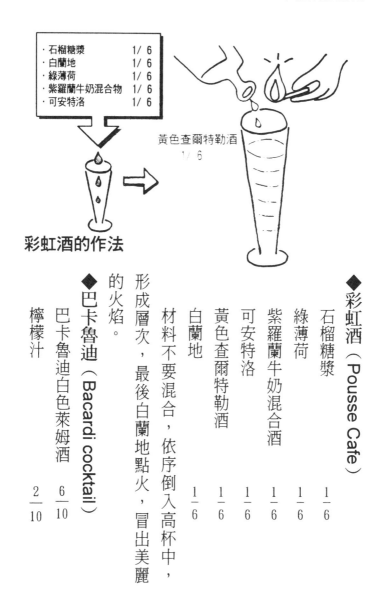

糖漿 2/10
石榴糖漿 1TS
搖晃後倒入雞尾酒杯中。
與黛克雷類似，但是因為加入石榴糖漿，味道複雜，顏色也成為淡紅色。

◆Picon and Grenaden

Picon 45 mℓ
石榴糖漿 10 mℓ
倒入已放進二～三個冰塊的無腳酒杯中，右滿適量的碳酸，略微混合。
這是具有健胃、強壯效果的苦汁飲料，其苦味可用石榴糖漿加以緩和。

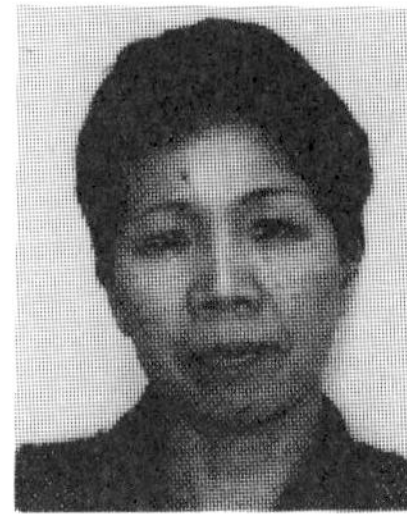

岡本順子

一九四六年出生於日本福岡縣。畢業於九州大學藥學部。藥學博士。現任防衛醫科大學副教授。七四年由九州大學派遣到美國留學。歸國後任九州大學醫學部助手及九州大學附屬醫療短期大學的兼任講師。七七年，任防衛醫科大學講師，八二年九月晉升為副教授。為日本藥理學會、日本生理學會、防衛衛生學會、日本神經科學會等的評議員，擔任專門委員。有多數研究論文、專門書問世，這次與丈夫一起合作的本書，是首次出版適合一般大眾的書籍。

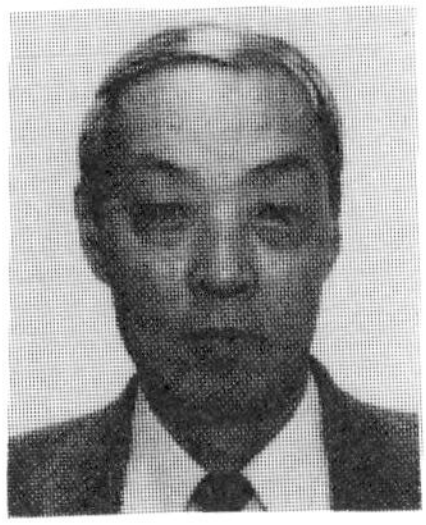

岡本浩一

一九三五年出生於東京。畢業於京都大學理學部化學科。五七年進入三共株式會社服務，就職於中央研究所物理化學部。六七年，留學加拿大。七六年擔任防衛醫科大學藥理學講座副教授。在神經生理學、神經化學、藥理學、分子生物學等各方面的研究及教育方面非常的活躍。此外，歷任日本藥理學會、日本生理學會、日本神經科學會等的評議員及專門會員。九六年七月，從服務二十年的防衛醫科大學退休。曾寫過多數研究論文及專門書籍。適合一般大眾閱讀的書籍，則是去年所出版的『大腦改革』，本書則是第二本。

歡迎至本公司購買書籍

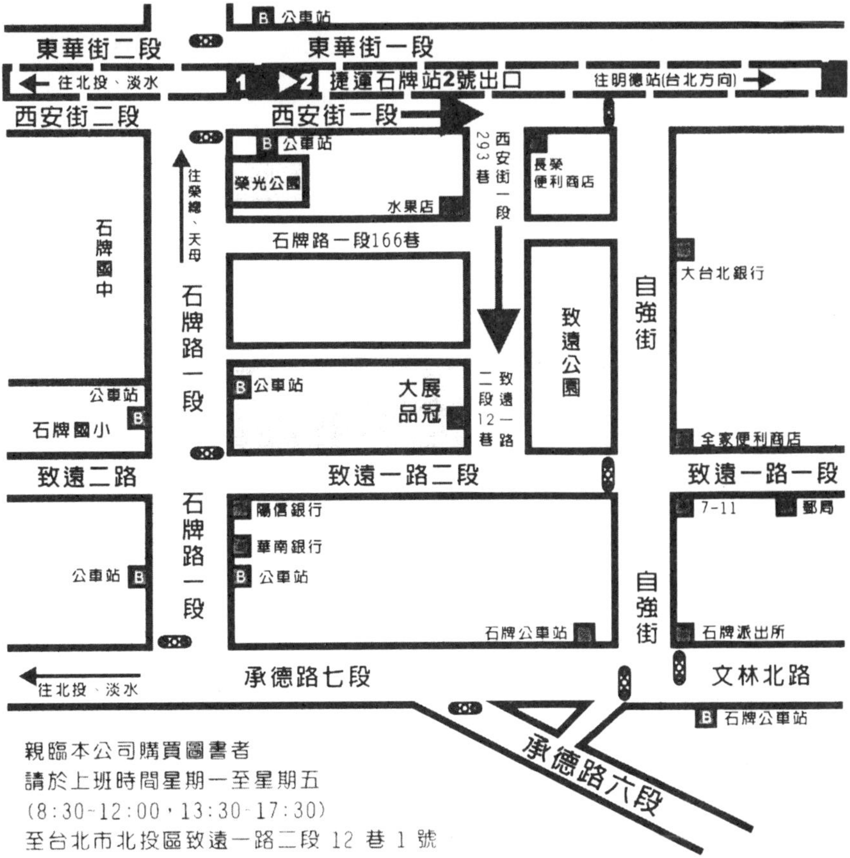

親臨本公司購買圖書者
請於上班時間星期一至星期五
(8:30~12:00，13:30~17:30)
至台北市北投區致遠一路二段 12 巷 1 號

建議路線

1.搭乘捷運・公車

淡水線石牌站下車，由石牌捷運站 2 號出口出站(出站後靠右邊)，沿著捷運高架往台北方向走(往明德站方向)，其街名為西安街，約走100公尺(勿超過紅綠燈)，由西安街一段293巷進來(巷口有一公車站牌，站名為自強街口)，本公司位於致遠公園對面。搭公車者請於石牌站(石牌派出所)下車，走進自強街，遇致遠路口左轉，右手邊第一條巷子即為本社位置。

2.自行開車或騎車

由承德路接石牌路，看到陽信銀行右轉，此條即為致遠一路二段，在遇到自強街(紅綠燈)前的巷子(致遠公園)左轉，即可看到本公司招牌。

國家圖書館出版品預行編目資料

石榴的驚人神效／岡本順子、岡本浩一著，杜秀卿譯
－初版－臺北市，大展，民 87
面；21 公分－ 2 版（元氣系列；23）
ISBN 978-957-557-876-3（平裝）
1.石榴　2. 食物治療
418.913　　87012644

石榴的驚人神效

原 著 者／岡本順子、岡本浩一
編 譯 者／杜 秀 卿
發 行 人／蔡 森 明
出 版 者／大展出版社有限公司
社　　址／台北市北投區（石牌）致遠一路 2 段 12 巷 1 號
電　　話／(02) 28236031・28236033・28233123
傳　　真／(02) 28272069
郵政劃撥／01669551
網　　址／www.dah-jaan.com.tw
E-mail／service@dah-jaan.com.tw
登 記 證／局版臺業字第 2171 號
承 印 者／傳興印刷有限公司
裝　　訂／承安裝訂有限公司
排 版 者／千兵企業有限公司
初版 1 刷／1998 年（民 87 年） 10 月
2 版 1 刷／2014 年（民 103 年） 1 月　　定價／180 元

大展好書　好書大展
品嘗好書　冠群可期

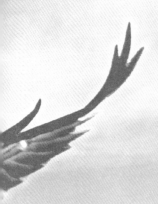

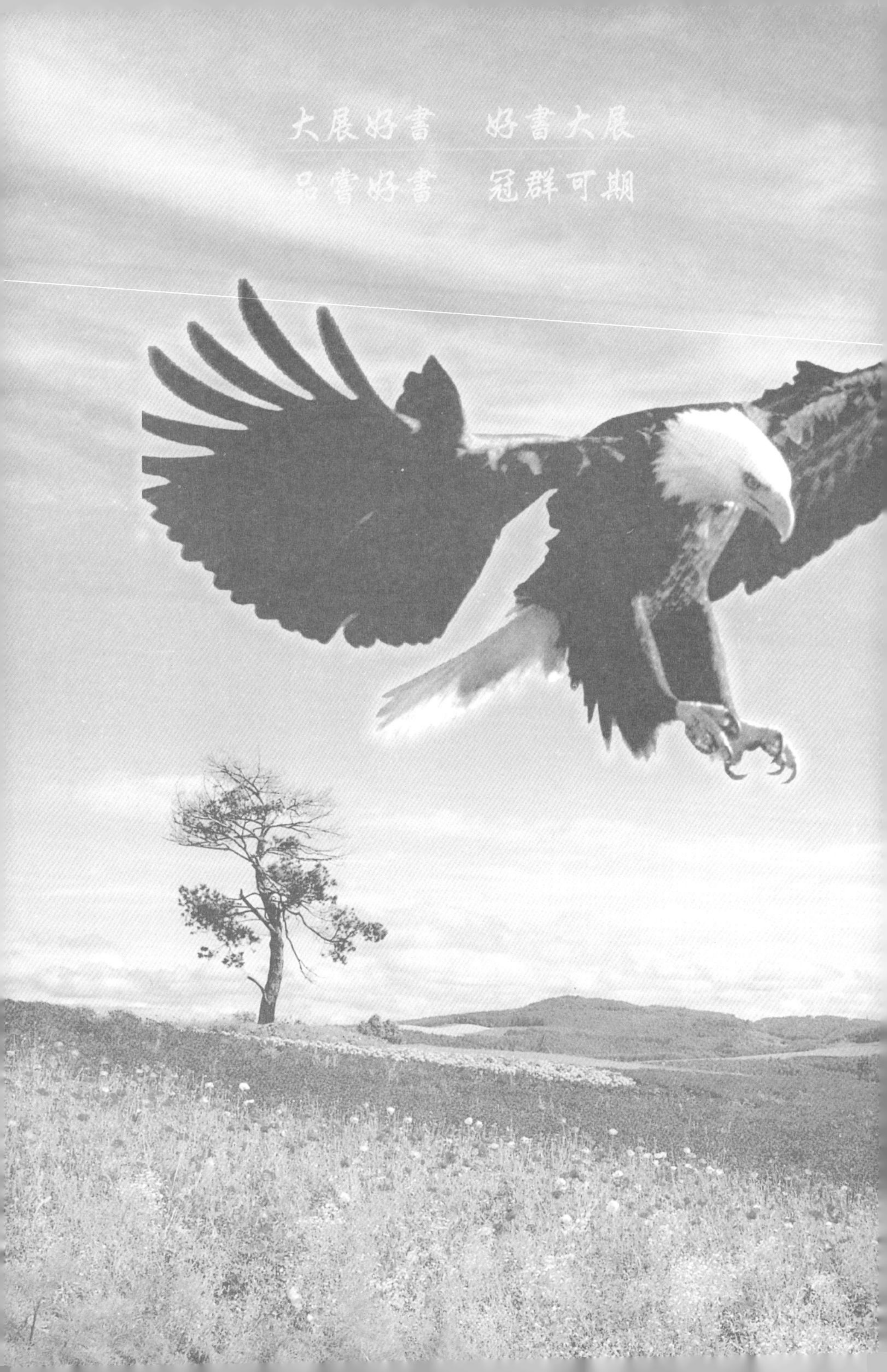
大展好書 好書大展
品嘗好書 冠群可期